超高齢社会の医療のかたち、国のかたち

独立行政法人国立長寿医療研究センター名誉総長
大島 伸一
Ohshima Shinichi

超高齢社会の

医療のかたち、国のかたち ――目次

はじめに 8

第1章 高齢社会とは何か 11

1. 少子高齢化がもたらした人口構造の変化 13
短期間で、圧倒的に増えてきた高齢者 13
崩れ始めたピラミッド型の人口構造 15

2. 65歳以上は高齢者か 19
定年制度の導入は、たかだかこの100年間のこと 19
長生きにどういう意味があるのか 22
「高齢者にとってよい社会」ではなく、「全世代にとってよい社会」を 25

3. 高齢社会の不安 29
若い世代が、「長生きしたい」と思わない社会 29

普通の蓄えではとても無理　34
1・3人で1人の高齢者を支える社会などあり得ない　37
「治す医療」から「納得できる生き方」を支援する医療へ　40

第2章　旧来の医療から高齢社会の医療へ　45

1．高齢者の増加により変わる医療需要　47
従来の医療と、これからの高齢者医療との違い　47
若い人の正常値は、高齢者の正常値ではない　49
治らない病気に寄り添うのも医療　51
病院医療から在宅医療への転換　54
在宅医療はどのような現状にあるか　57

2．高齢者医療の専門家が足りない　64
特定の臓器の専門医よりも総合医の育成を　64
在院日数の短縮化　66
キーワードは、「在宅医療」と「連携」　69

なぜ必要な老年科医が養成されないのか　74
このままでは弱者を切り捨てる社会になる　76
計画どおりに進まない地域医療　79

第3章　地域社会や国に望まれる高齢者との関わり　83

1．個人には収まらない高齢者の問題　85
福祉国家を標榜するなら　85
高齢者は高齢社会の資源　86
「弱肉強食」や「みんなで沈没」以外の道を探ろう　91

2．医療と介護の連携を模索　94
介護保険法を理解する　94
顕在化してきた認知症や介護問題　95

3．社会保障制度は変化にどう対応するか　98
何かを捨てなければすべてを失いかねない　98

国民の共助システムである国民皆保険制度をどう維持するか　101

第4章　高齢社会で浮き彫りにされた問題　103

1. 高齢社会を象徴する病気、「認知症」　105
予備軍を入れて800万人以上！　105
認知症の行動異常にどう対応するか　107
認知症で精神病院に隔離したのは昔の話　111
認知症ケアのメインは生活支援　113
病院中心の医療から開業医中心の医療へ　115

2. 高齢者医療に関わる社会的問題　117
増え続ける高齢者の「異常死」　117
ただ「治せばよい」という医療は通用しない　119
医療サービスの公平な提供と倫理問題　122
医療難民を出さないために　125
次の世代にツケを先送りしない　127

日本の特徴は民間病院が多いこと　130

第5章　対談『超高齢社会を展望する』　135

対談1　建築と医療が出会う街づくり
東京大学准教授（建築計画）大月敏雄氏×大島伸一　137
ニュータウンの限界集落化　138
総論賛成、各論反対の壁　140
地域の先進例、その智恵に学ぶ　142

対談2　高齢になっても働ける仕組みづくりを
慶應義塾大学商学部教授（労働経済学）樋口美雄氏×大島伸一　145
健康寿命の延びに応じて働く期間も延長を　146
働くことが損になるような制度は見直しが必要　149
高齢者は地域改革のリーダーに　151

第6章　どんな社会をめざすのか　153

1. 長生きを喜べる社会への構造転換　155

今の75歳は10年前の65歳と同じ体力　155
日本の強みを生かした構造の転換　159
地域全体が連携して高齢者を支える　162
「医療のかたち」を決めるのは誰か　165
改革はそれまでのものをすべて切り捨てること　170

2. 未知なる高齢社会への挑戦　174

未知の世界に向かうシナリオ　174
高齢者同士の互助会をつくろう　176
時代に求められる制度・システムの実現に向けて　179

おわりに　184

編集：阪田 英也（21世紀医療フォーラム、AGING SUMMIT実行委員会）
但本 結子

はじめに

それまでは漠然としか考えることがなかった高齢者の医療について、さらには高齢者に関わるさまざまな問題について、私が意識的に考えるようになったのは、２００４年に国立長寿医療センター（現　独立行政法人国立長寿医療研究センター）の総長として赴任してからのことです。本書は、行きつ戻りつしながら、私が折にふれて考えてきたことをまとめたものです。

高齢者はいつの時代もいました。有史以来、高齢者がいなかった時代はありません。当たり前ではないかと思われるかもしれませんが、紀元前の大昔に90歳以上の人がいたと言ったら、びっくりではないですか？　さすがに１００歳以上の人を探すのは難しいのですが、紀元前にも90歳以上の人は結構いたようです。ということは80歳の人も70歳の人もいたのです。

したがって、高齢期をいかに生きるかという問題は、紀元前から高齢者を悩ませ続けてきた古典的、普遍的な問題と言えます。現在も、平均寿命が延び、定年退職後の長い人生をどう生きるかというテーマは、メディアなどでよく取り上げられています。

しかし、私がこれから述べようとしているのは、そのような「高齢問題」ではありません。確かに私も「いかに生きるべきか」という高齢問題を抱えてはいますが、それは私個人の問題であり、私がこの本で述べようとしているのは、主に医療を通して見た日本の高齢問題です。

日本の高齢問題を論じるなどと言えば、「何を偉そうに」と言われそうですが、個人的に「いかに生きるべきか」をいくら考えても、それが無駄になるような段階に、日本の高齢問題はきています。

高齢者がこれからどう生きるかを考えてもしょうがない？　なぜでしょうか。

大島　伸一

第1章　高齢社会とは何か

1．少子高齢化がもたらした人口構造の変化

短期間で、圧倒的に増えてきた高齢者

今、私たちが抱えている高齢者の問題は、以前のような「高齢期をどう生きるか」という個人的な問題では済まなくなっています。なぜでしょうか。

その答えをひと言で言えば、かつて人類が経験したことのない超高齢社会が出現したからです。すなわち、高齢者の数が圧倒的に増えてきたことに加えて、出生数が減って人口が減少しつつあり、その結果、高齢者の比率が高くなって人口構造が短期間のうちに激変しているのが現在の社会なのです。

１０００年以上前にも、90歳以上まで生きた人はいたようですが、いわばエリートでした。しかし今では、それが当たり前になってきています。だから高齢期をどう生きるかという問題を抱えている人が多くなった――それはそうに違いないのですが、そのように考えてしまえば、高齢者の問題は、高齢期をどう生きるかという個人的な問題にな

り、単に高齢者の数が増えただけにすぎないということになってしまいます。

よく、高齢社会とは、寿命が延びた社会であると言われますが、これは間違いです。寿命が延びたのではなくて、平均寿命が延びたのです。当たり前のことを言っているようですが、ここが一番肝心なところで、平均寿命が延びた結果、巨大な高齢者集団が生まれ、その集団が、より高齢期に向かって平行移動していくため、人口構造の重心が高齢の側へ移ってきているのです。その上、わが国は出生数が減り続けており、そのため人口が減少して高齢化率が上昇するという社会に向かっています。

ここで、「高齢化社会」「高齢社会」「超高齢社会」という言葉の定義について、ちょっと触れておきましょう。この本では、「高齢社会」と「超高齢社会」をあまり厳密には区別していませんが、まず「高齢化社会」とは高齢化率、すなわち65歳以上の高齢者人口が総人口の7％を超えた社会を言い、「高齢社会」は14％、「超高齢社会」については確実な定義がなく、人によって20％とか21％とか言っていますが、ここでは21％を超えた社会を超高齢社会とします。

そして「高齢化社会」から「高齢社会」に至るまでの年数を、高齢化のスピードと言います。わが国は、1970年に高齢化社会となり、そして24年という短期間の後の1994年には高齢社会に至り、さらに2007年には超高齢社会に突入しています。

日本は24年という世界一の速さで高齢社会を達成し、今は高齢化率において世界一の高齢国です。ちなみに、24年間がいかに速いかというと、例えばフランスでは１１４年かかっているのです。

崩れ始めたピラミッド型の人口構造

高齢社会になって何が問題かというと、第一に、人口構造の重心が高齢の側へ移って、これまでのピラミッド型の人口構造が崩れてしまったことです（17P　資料1）。第二には、このような高齢社会は歴史的、世界的に見てどこにも例がなく、どんな社会にすればよいのかまったく想像がつかないということです。

では、ピラミッド型の人口構造が崩れると、何が問題なのでしょうか。それは、現在の制度やシステムがこれから向かう社会に合ったものではなくなるため、あらゆるところで問題が噴出してくるということです。今までのすべての社会システムや制度は、ピラミッド型の人口構造に合わせてつくられてきたものです。そのピラミッド型の人口構造が高齢化によって変化し始め、急速に崩れ始めました。釣鐘型、あるいは、ずん胴型から、今では逆ピラミッド型、あるいは、肩車型へと変化してきています。こうなると、これまでの社会制度やシステムが機能しなくなり、問題が噴出してきます。社会保障の問題などは、そのもっともわかりやすい例です。

高齢者が増えれば、年金の受給者は言うまでもなく、医療にかかる人も、介護を受ける人も増えます。医療費は、２０１１年で38兆円に達し、その半分以上を65歳以上の高齢者が使用しています（１２０P　資料12）。介護費用は、介護保険が発足した２０００年には３兆６０００億円超であったものが、それから13年で９兆４４００億円超にまで増えています（１２０P　資料13）。

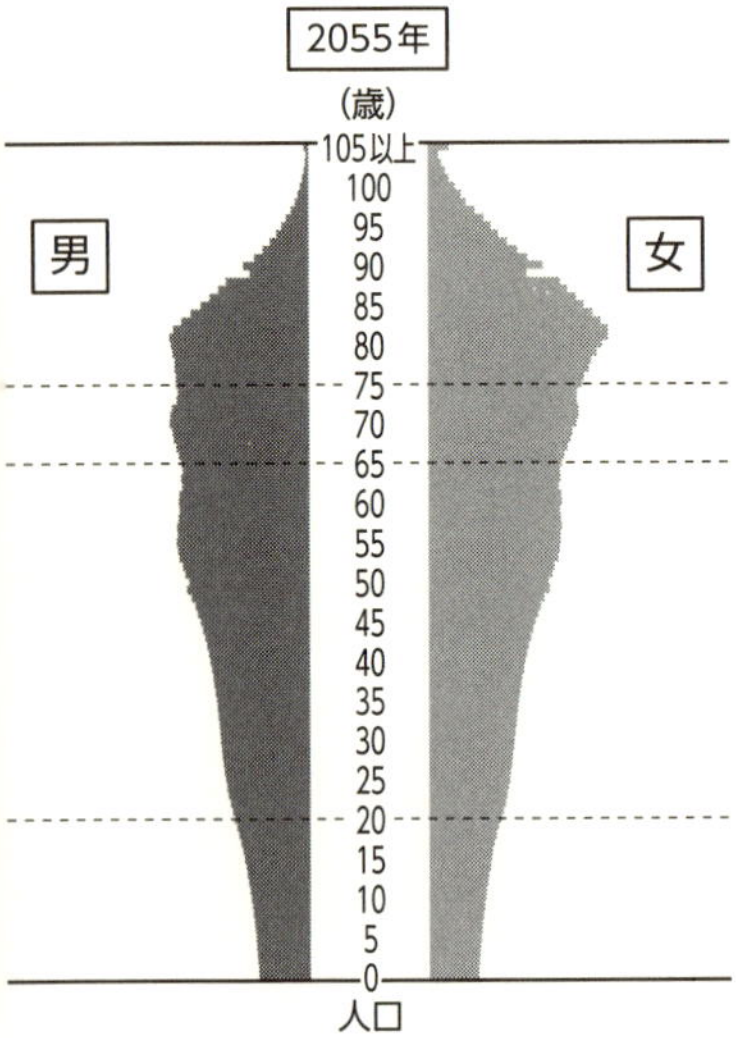

出典：平成 23 年版厚生労働白書

高齢者が増えれば、社会保障費が増えるのは当然です。国民皆保険制度で医療が支えられてきましたが、保険制度は保険料が支出を上回っていないと制度の維持はできません。国民健康保険は50％が税金で賄われていますが、それでも足りず、すでに破綻していると言われていま

資料1　**人口構造の変化**

多産多死社会から少産少子社会へ。総人口は増加傾向から減少傾向に。

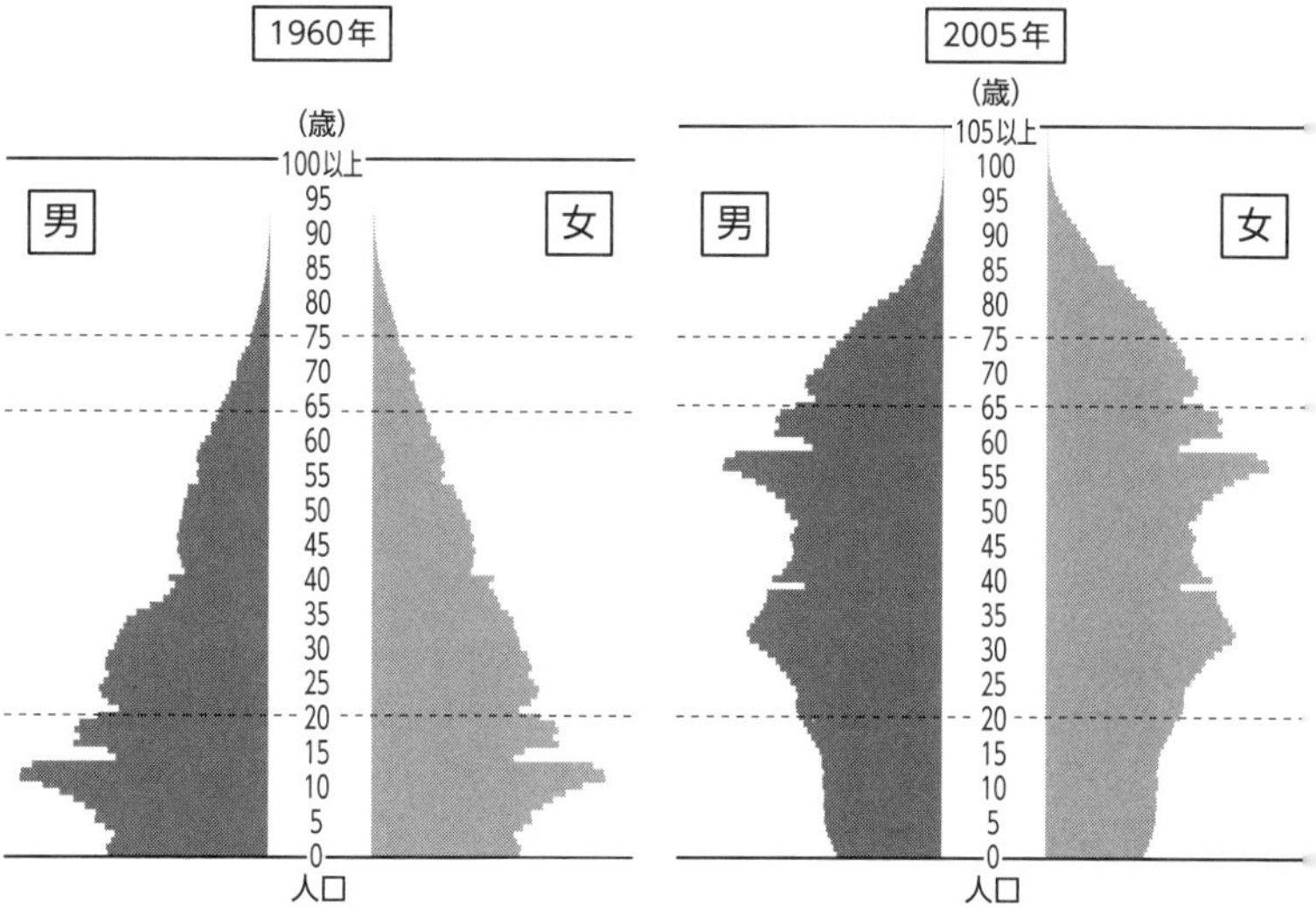

す。増大した医療費が保険料で負担できる限界を超えているからです。このままでは今の制度では支えきれなくなることが明らかなのです。となれば、時代に合った制度に変えなければなりません。

社会保障制度は、このように人の生命や生活に関わる重大な問題ですから、国民の関心も高く、話題にもなりやすいため、特にくわしい説明はいらないと思います。しかし、他の制度やシステムでも基本は同じで、これもちょっと考えてみれば難しいことではないでしょう。

第一に、これまでの制度やシステムは、このように高齢者が増える社会に合わせて整備されたものではありません。多少、乱暴な言い方になりますが、健康な成人を中心に考えられたものと言ってよいかと思います。例えば横断歩道の信号は、1秒間に1メートル歩くことを標準にして設計されています。しかし80歳を越えた人にそれを求めるのは、ちょっと難しいでしょう。

第二に、2060年の人口は8600万人と大幅な減少が予測されており、これまでの1億2000万人の人口の社会と比べると大変な違いです。これほど人口規模の違う社会が、同じ制度やシステムでうまく機能していくとはとても思えません。交通、水道、電気、下水に至る社会のインフラを考えただけでも、それらはすべて1億2000万人用につくられており、その維持や管理をどうしていくのか、簡単な話ではありません。

このように今の社会は、超高齢社会用には制度設計されていませんから、さまざまな不都合が見えてきます。

2．65歳以上は高齢者か

定年制度の導入は、たかだかこの100年間のこと

会社に勤めて、ある一定の年齢になれば、定年を迎え退職することになります。この定年制度は、企業活動にとっては、労働力の新陳代謝を進め、より効率性を高めるという狙いがあると思います。何十年も家族のため、社会のために必死になって働き、老後はそのご褒美として、ちょっと楽をしてもらおうというのも、悪くはないと思います。

しかし、人生50年、60年の時代と、80年、90年の時代を、同じような考え方でとらえてよいものかという素朴な疑問が湧いてきます。さらには、高齢者は能力が落ちるとなんとなく信じられているようですが、それは正しいのでしょうか。

定年制度が導入されたのは、たかだかこの100年の間のことです。

定年制度は社会保障制度と連動しています。では、定年制度はどのようにして始まったのでしょうか。この200年間に、世界の人口は10億から70億にまで増えました。背

景には、それを養うことができるだけの生産技術や産業の進歩があったからです。産業革命によって技術が発展し、機械化が進み、分業制が確立されて大量生産が可能になり、製造業が主体となる産業構造に激変しました。1人の労働力で多くの人を養うことのできる環境が整ったのです。ある年齢になったら第一線から退いてもらうという定年制度は、こうした社会背景のなかで制度化されてきたのだと思います。

産業革命以前は1次産業が中心で、2次産業はほとんどなく、3次産業などはありませんでした。定年制どころではなく、いくら年をとっても、みんな働かなければならない環境にあったわけです。逆に言えば、定年制度が定着するようになったのは、高齢者の労働力をあてにしなくても、社会を維持していくだけの生産性を上げることができるようになったということなのです。

今では世界中が、65歳以上を高齢者と決めていますが、そもそも、65歳以上を高齢者と決めたのには、何か根拠でもあるのでしょうか。これについては、19世紀の末に、ビスマルクが社会保障制度を設けるときに決めたという説があります。確かに当時の平均寿命から見れば、65歳以上を高齢者とすることは、社会的にもそれほど違和感がなく受け入れられる妥当な年齢だったのでしょう。しかし今の日本で、65歳以上を高齢者とすることには無理があります。

資料2　いつまで働きたいか

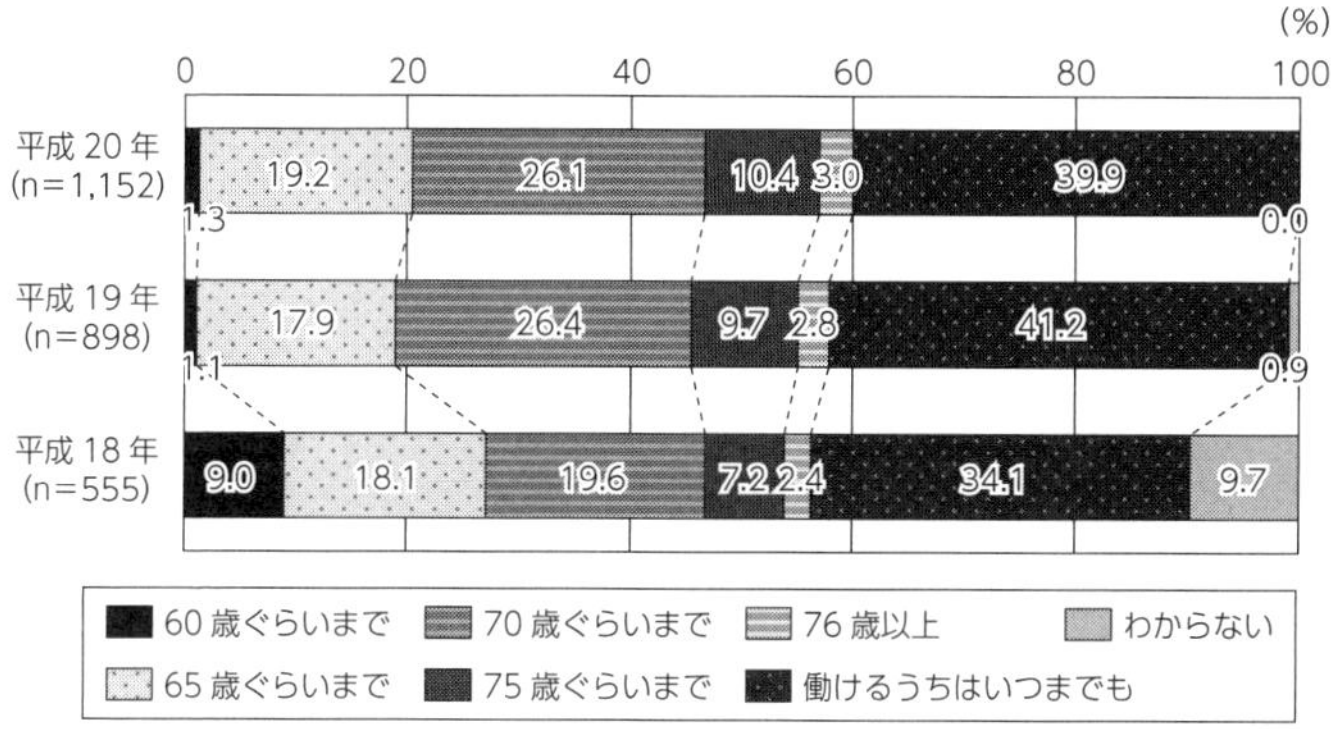

調査対象：60歳以上の有職者　出典：平成23年版高齢社会白書

実際に今の75歳の身体能力は、10年以上前の65歳の身体能力と同じであることがわかっています。しかし、いったん社会の制度のなかに組み入れられた「65歳以上は高齢者」という基準は、今では世界標準になっていますから、簡単には変えられません。社会の制度はすべて65歳を基準に動くため、実態とは乖離するばかりです。厳しい言い方をすれば、制度やシステムを守るために、社会が高齢者をつくっているとも言えます。

国は、「今まで長い間働いてくれてご苦労さまでした。定年から後の生存も生活も保障しますから、ゆっくりと残りの人生を楽しんでください」と定年制度を進めてきました。もちろん本気でそう考えてきたのだと思いますが、しかし今の高齢者が置かれている状況は、「元気だから働きたいのに仕事はなく、病気で倒れたときのことを考えると、蓄えを使って楽しんで生活するほどのゆとりもない」というのが平均的なところではないでしょうか（21P　資料2）。

ある時期までは、科学技術の進歩と産業構造の変化に伴う経済成長により、これまでのような制度設計が適切だったのだと思います。しかし、今後もそれでよいのかとなると話は違います。時代が変わればその変化に合わせてシステムも制度も変えていくのは当然です。今の制度や仕組みは高齢社会用には設計されていませんから、根本から見直さなければならないのです。

高齢者問題のなかでも具体的でわかりやすく、もっとも基本的な問題は、高齢者をどう定義し直すのかであり、そして定年制度をどうするのかという問題です。超高齢社会の設計図を描くにあたっては、この2つを根本から見直す必要があると私は考えています。

長生きにどういう意味があるのか

私は、職責上、高齢社会や高齢者の医療に関わる問題に目を向けることが多く、どうしてもこれからの社会や医療の暗い部分に眼が向きがちです。確かに、今後を考えると、不安感を大きくする事件や事実があるのも否定しようのないところで、例えば、介護や認知症、胃瘻《いろう》などにまつわる新聞記事を読んでいると、それだけで気持ちが沈んできます。

行政関係に限らず、学術団体や産業界の会議や委員会などで、暗い話題で議論が白熱してくると、なかには「そもそも、長生きしてどういう意味があるのか」などと言い出す人も出てきます。私が座長をしている会議でも、ときどきそうした発言があります。そんなときには、「私も、長生きしてどんな意味があるのかと考えないわけではありません。しかし、現実はここまできてしまっているのですから、この事実を受け入れた上で、これからどうしていくかということが大切です。どうすれば意味のある長生きにできるのか、それを考えるのが私たちの役割であって、長生きに意味があるかないかという議論は、ここではしないということで進めたいと思います」と話すようにしています。

それぞれの個人の生き方について語り始めれば、必ずそういう問題に突き当たります。いくら高齢社会全体の問題だといっても、つまるところは個人の生き方の問題に行き着いてしまいます。「長生きしてどんな意味があるんだ」、「無意味な長生きならしたくない」という意見や考え方は、いつの時代にもある普遍的なもので、高齢社会になって初めて出てくる問題ではないからです。

医療の世界では、終末期のあり方について考える際には、いつも「長生きの意味」が議論になってきました。どんな状態になっても、何がなんでも延命治療を続けるのかという議論です。現実にはさまざまな場合があり、ひと言で言えるような簡単な問題ではありませんし、特に高齢者の医療においては、実に多様な価値観や考え方が噴出してくるために、議論が白熱化すると収拾がつかなくなってしまいます。

人の生き方や命に関わる話ですから、多様な価値観に対して、より多くの選択肢を準備できるような社会のほうが望ましいことは言うまでもありません。もちろん財政的な基盤が安定しているほうが、より多様な選択肢を提示できる条件を備えていますが、人の生死に関わる問題は、必ずしも物質的、経済的に豊かでなければできないことだとは思いません。人の満足感というのは、経済的な尺度だけで計られるものではないからです。今後、高齢化とともに多様化する価値観に、社会がどう対応していくかということは、極めて大きな問題となってくるでしょう。高齢社会の設計を進める上では、このようなことも考えながら実践していかなければなりません。

「高齢者にとってよい社会」ではなく、「全世代にとってよい社会」を

高齢社会の話では、必ずといっていいくらい最初に、社会保障の問題が取り上げられます。理由は明らかです。高齢者にとってはもっとも切実で、誰にもわかりやすい問題だからです。年金も医療も、ピラミッド型の人口構造のもとでは、多数の国民によって1人の高齢者を支えていくということができる制度でした。それに加えて、経済の成長がこの構造をしっかりと下支えしてきたのです。経済成長と人口の増加（ピラミッド型人口構造の拡大）とが並行していたのです。これらが並行して伸びているうちはいいのですが、出生数の減少と平均寿命の延長によって、１９５０年頃からこのバランスが崩れ始めました。

高齢者が増えれば増えるほど、手間もお金もかかるようになります。それに合わせて経済が成長して、国民への負荷が増えなければいいのですが、現実には経済成長は頭打ちで、少子化は進み、負担はどんどん増えてきているというのが実態です。

当然、医療費をどうするか、年金をどうするかが問題になってきます。民主主義国家であり、福祉国家でもあるわが国では、国民の生存権や生活権は憲法で保障されていま

すから、国はこれを守る義務があります。しかし、高齢者の増加と、それに伴う負担の増加を考えると、今のままでは財政が立ちいかなくなるという危機感が出始めています。税と社会保障の一体改革を目標として、私も委員として参加した社会保障制度改革国民会議が設置され、報告書「確かな社会保障を将来世代に伝えるための道筋」（2013年8月6日）がまとめられましたが、これによってどういうことになるのでしょうか。

高齢社会における社会保障の問題は非常にわかりやすく、そして切実ですが、問題はそれだけではありません。社会保障の問題は重要ではあるけれど一部でしかないのです。ピラミッド型の人口構造のもとにつくられたあらゆる制度やシステムは、この構造が壊れてしまうと通用しなくなることが問題なのです。医療や介護、年金だけでなく、教育も産業もすべて影響を受けます。しかも、部分修正でなんとかなるという段階は越えていて、これまでのあり方を根本から見直さなければならないのです。

これは国の方向性を決め、国のかたちを決めることですから、日本はこれからどういう国をつくろうとするのかという根本的な問題です。老後をどのように健康で快適に生きていくかは、誰にとっても、もっとも関心の高い重要なことであるのは言うまでもありませんが、これからの社会がそうした個人的な問題として考えるだけでは済まないというのはこうした理由からです。

今述べたような見方で、これまでの社会の制度やシステムを眺めてみてください。ちょっと見方を変えるだけで、見えなかったものが見えてくるはずです。高齢者が30％にも40％にもなる社会、ましてや認知症の人が400万人も500万人もいる社会を想定してつくられた制度など、どこにもないことに気づくはずです。

そしてもう1つ、大きな間違いを指摘しておく必要があります。「よい高齢社会とはどんな社会か」とか「どんな超高齢社会をめざしますか」という質問を投げかけると、必ずといってもいいくらい誰もが、「高齢者が豊かな人生を送ることのできる社会とは何か」というイメージで考え始めます。しかし、これが大きな間違いなのです。確かにこれほど高齢者が増える社会は、前例がないので参考にできるものがなく、想像するしかありませんが、どんな社会であっても、あらゆる世代の共存していない社会はありません。したがって、「高齢者にとってよくない社会」はあっても、「高齢者だけが快適で豊かな社会」、すなわち「若い世代にはよくないが高齢者にはよい社会」などあり得ないのです。「高齢者にとってよい社会」とは、全世代にとって豊かで快適な社会、もっと言うなら、次の世代にもきちんと継続できる社会でなければなりません。したがって、質問の正しい意味は、「超高齢社会にあって、全世代にとってよい社会とは何か」と、とらえなければならないでしょう。

高齢社会の問題を考えるにあたっては、この2つのことをきちんと押さえて考えていくことが大切です。しかし、現実はどうでしょうか。このような視点で高齢社会のあり方について議論されることは、あまりないというのが実情ではないでしょうか。

3. 高齢社会の不安

若い世代が、「長生きしたい」と思わない社会

人には生老病死があり、年をとれば必ず老い、そして最後は死に至ります。一般に、高齢になればなるほど老化は進み病気は増えます。そして長い短いはありますが、必ず最後には動けなくなり、人の手助けが必要になります。人間の一生において、生まれてから自立するまでと、高齢になって自分で動くことができなくなってからの時期には、人の助けが必要です。これはどうしようもない事実です。

動物も人間も、生まれてから自立するまでは、必ず親が面倒をみるという点では共通しています。しかし動物は、それ以外では面倒をみません。ですから、動けなくなって自分で餌を得ることができなくなればおしまいです。

人間の場合にはどうでしょうか。動けなくなったらおしまいなどと言おうものなら、それは人でなしの振る舞いで、人間の人間たるゆえんが問われることになります。動け

なくなっている人に知らんふりしたり、ましてや見捨てるようなことをすれば、胸が痛まない、何とも感じないという人は稀でしょう。

だからといって、独居で、動くのが困難な人が近所にいるからといって、自ら関わって手助けをするかというと、話は変わってきます。決して無関心でも白けているわけでもないのでしょうが、他人のプライバシーに下手に踏み込めば、面倒なことになるのではないかとか、そんなリスクを冒してまで、なぜ自分が積極的に関わらなければならないのかと考えがちで、そこには大きな乖離があるようです。みんながそう思っている結果が、無縁死や虐待を生む大きな要因の1つになっているというのも否定し得ない事実ではないでしょうか。誰が悪いわけでも、おかしいわけでもありませんが、そのような悲惨なことが、いつかは自分の身にもふりかかってくるのではないかと心配になります。

ボーヴォワールが『老い』という本のなかで、「すべての社会は、生きること、そして生きながらえることをめざす」と言っています。国家がすべての人の要求に応えることができないとき、さらには国家の存亡がかかってきたときに、国家は国民に対してどう振る舞うのでしょうか。ボーヴォワールは、「われわれの社会はその構成員が役に立たなくなるやいなや、捨てて、かえりみない、利得だけを追求する社会なのか、それとも共同体のメンバーに対する連帯感に結ばれた社会だろうか。いずれにしろ退役者である老人をいかに処遇するかによって社会はその眞の姿を露呈するのである」と述べています。国や社会は自らが生き延びるためなら、国民を切り捨てることもあり得るということです。切り捨てられるのは弱い者から、つまり高齢者からだということは、歴史をひも解いてみれば明らかなことです。

昨今は、自分の家族や親の面倒をみることでさえ難しい状況になってきています。高齢者だけの世帯が増え続けているにもかかわらず、高齢者の側も、子どもに面倒をみてもらおうと考えている人は少なくなってきているのではないでしょうか。とはいえ、老々世帯では必ずどちらかが先に倒れ、その結果、独居世帯になりますが、1人になり、自立が困難な状態になっても十分に生きていけるだけの能力や蓄えのある人は限られているでしょう。国は財政的にゆとりのあるうちは考えてくれますが、ゆとりがなくなれば残酷なものです。多くの人は最後まで住み慣れた場所で住み続けたいと望んでいます。それを実現するには何かに頼るのではなく、自分たちで「知らんふりをしない地域社会」、「ちょっとおせっかいな地域社会」をつくっていくしかないのではないかと思っています。

日本の借金は1000兆円を超えていると言われています。さらに借金を増やし続けるとどうなるのか。どこかで破綻するだろうことは誰にもわかります。では、どうすればよいのでしょうか。

政治や経済の専門家の話を聞いていると、増税すべきである、減税すべきであると、まったく相反する意見が対立しています。素人にはどちらが正しいかなどわかるはずがありません。わかることは、借りた金は返さなければならないこと、社会を活性化させて経済活動、消費活動を活発にしなければ、お金も動くようにはならないだろうということぐらいです。

財源が潤沢にあり、国民の生活も潤っていて、政治家は予算の配分だけをしていればそれでいいという時代なら、誰がやっても国が崩壊するなどという事態は起こりません。真の政治家が求められるのは、今のような非常に厳しい選択を迫られている時代です。自分の利益や派閥、党の利益を優先して考えるような人に、私たちの命や財産を預けられるでしょうか。こんなときこそ一点の私心もなく、国民のために命を捧げる覚悟を持った本物の政治家が求められます。

国民に、「これからの生活についてどう考えているのか」を問うと、不安に感じている人が非常に多いことがわかります（33P　資料3）。国の調査でも、私どもの国立長寿医療研究センターで行った調査でも、同じような結果が得られています。不安の中身は主に3つに集約されます。経済的な不安、健康に対する不安、自分が要介護状態になったときに、家族などに迷惑をかけるのではないかという不安、です。

資料3　同居形態別に見た心配ごとや悩みごと

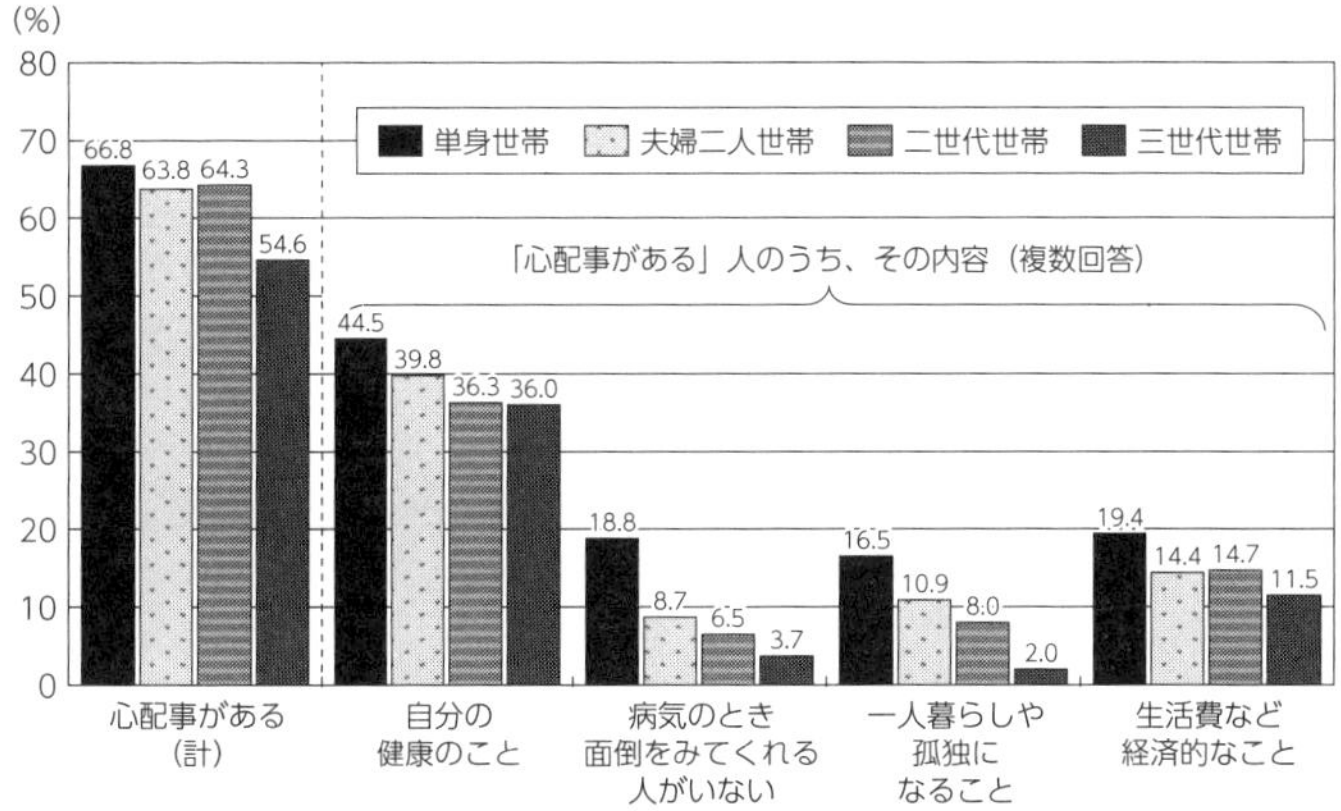

調査対象：全国 60 歳以上の男女　出典：平成 23 年高齢社会白書

驚くのは、そうした不安を感じているのは高齢者だけでなく、比較的若い人、50歳代、40歳代、なかには30歳代の人たちにも多いということです。さらに驚くことには、「長生きをしたいですか」という問いに、これも高齢者だけでなく、50歳代以下の若い人たちが「そんなに長生きはしたくない」と答えていることです。私は、こうした不安が広がりつつあるのは、十分に根拠があることだと思っています。日常の生活のなかにすでに、このような不安が実感として感じられるような現象が出てきているのです。このまま何もしなければ、国民が今感じている不安が現実のものになってしまう可能性は、相当に高いのではないかと危惧しています。

普通の蓄えではとても無理

家族形態や居住形態も、昔とは大きく変わってしまいました。特に都市においては、その変化は著しく、その典型は高齢者の単独世帯が、ものすごい勢いで増えていることです（35P　資料4）。1980年の91万世帯だったものが、2011年には約470万世帯となっています。たかだか30年間で380万世帯も増えているのです。そして、夫婦2人だけの老々世帯も増えています。1980年には138万世帯でしたが、2011年では582万世帯です。

夫婦での生活も、どちらかが先に倒れれば、老々介護ということになります。実際にそうした例が増えています。そして、老々世帯では必ず先にどちらかが亡くなりますから、独居世帯になります。確かな統計はないようですが、倒れたままどこにも連絡することができず、そのまま何日か経って死んでいるのが見つけられたという、いわゆる孤独死や無縁死の例が増え続けているのも十分に納得のできることです。ここまでくると、死ぬまで安心して暮らせる社会を維持していくには、公的な支援だけではとても無理だということがわかります。地域ぐるみで、なんとしてでも支えていくという仕組みをつ

資料4　65歳以上の者のいる世帯数および構成割合（世帯構造別）と全世帯に占める65歳以上の者がいる世帯の割合

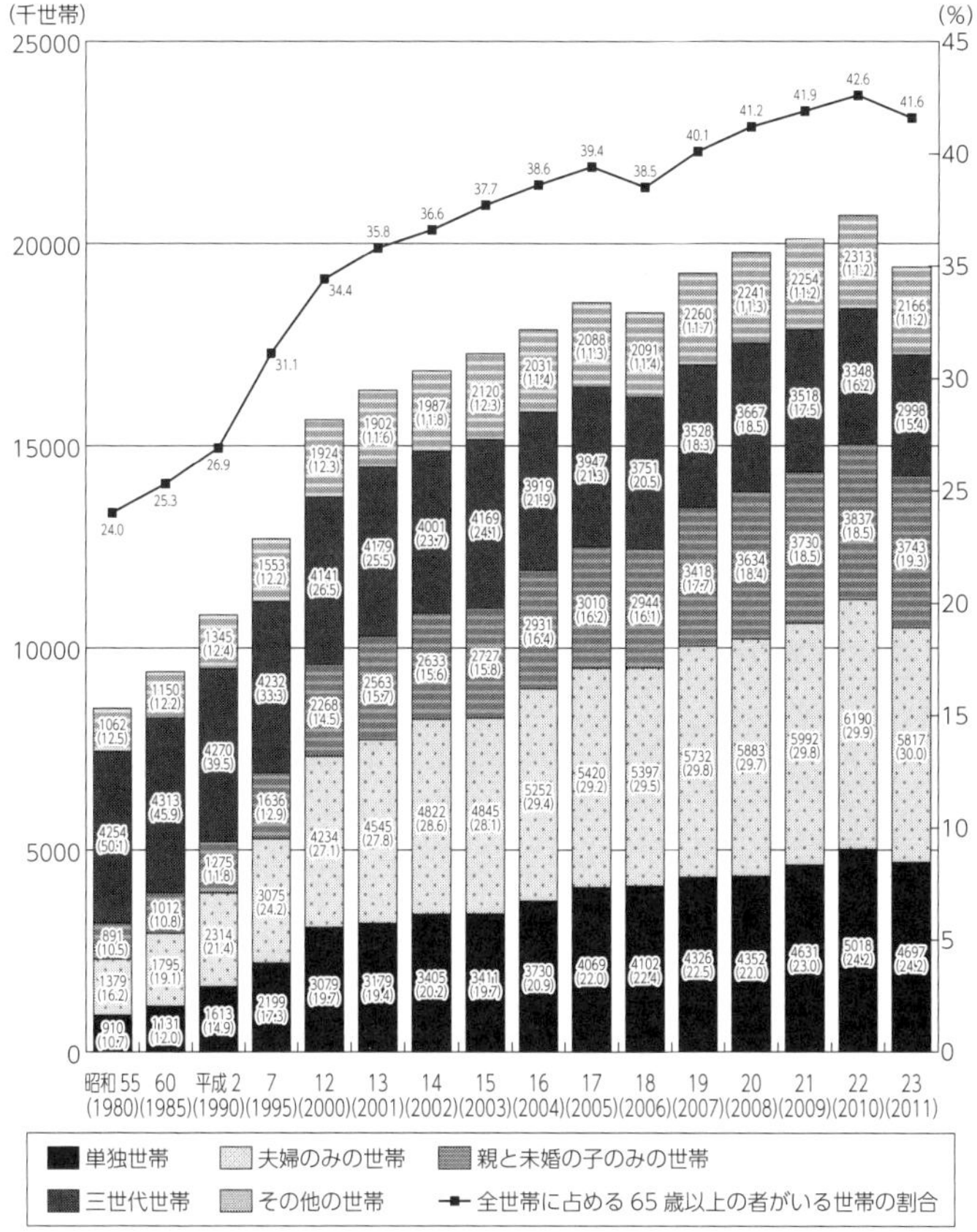

注1：() 内の数値は65歳以上の者のいる世帯総数に占める割合（%）
注2：四捨五入のため合計は必ずしも一致しない。

出典：平成25年版高齢社会白書

くる以外にはないでしょう。

今、自分が動けなくなったときに、気兼ねなく支援を受けることができると考えている人はどれほどいるでしょうか。日本国憲法は第一三条や二五条で、個人の尊厳や生存権、生活権などを保障しています。したがって、日本国民としての義務を果たしている限り、自立できなくなったら支援を受ける権利があります。

これは高齢者に限った問題ではなく、すべての人たちに関わってくる問題です。誰もがこの世に生を受けた以上、例外なく年をとり高齢者になるからです。今の高齢者は、老後に何か起こったら心配だということで、お金を貯めていると言います。しかし、寝込んで動けなくなったとき、いくら貯めていれば5年、10年と持つのでしょうか。少しぐらいの蓄えではとても無理でしょう。なかには、10年だろうが20年だろうが、1人、2人の介護人ならずっと雇えるという人もいるかもしれません。が、それは特別な人で、ごくわずかにすぎません。おそらくほとんどの人は、貯めているといっても、1年、2年で使い果たしてしまうくらいのお金でしょう。公的な支援を受けるにしても、とてもそれだけでは十分ではありません。医療に限らず年金問題も含め、このような不安が確実に広がってきています。

1・3人で1人の高齢者を支える社会などあり得ない

すでに述べましたが、現行の社会制度やシステムはすべて、従来のピラミッド型人口構造の社会に合わせた設計になっていて、今、進行している高齢社会に合わせた設計にはなっていません。したがって、高齢化に伴って深刻化し顕在化してくる問題を、そのたびに1つずつ取り上げて解決しても、「モグラ叩き」に等しく、根本的な解決にはなりません。基礎に亀裂が入り始めていますから、その上の劣化したところをいくら修理しても、全体が傾くのは時間の問題です。どのような国をめざすのか、どのような国のかたちにするのかという総合計画のもとに、問題を整理し、新しく制度やシステムを設計していかないと、とても継続できないところまできているのです。

例えば、今、大きな問題になっている社会保障をどうするのか、私たちはどこまでの保障を求め、どこまでの負担なら受容できるのでしょうか。福祉国家を続けていく限り、必ず破綻を迎えるという経済の考え方もあるようですが、わが国は福祉国家であることをやめるというような選択肢をとれるのでしょうか。

「高福祉・高負担」、「中福祉・中負担」、あるいは「低福祉・低負担」というような言い方があります。日本は、負担の割合やサービスの内容を諸外国と比べれば、負担は少ないにも関わらず、医療、福祉サービスの程度は相当に高いところにあります。中福祉・低負担です。さらには、高福祉・低負担と言う人もいるようです。しかし、国民の多くは負担感が強い割には福祉の程度は低いと感じており、したがって満足度も低いというのが実態のようです。豊かさが当たり前になって、贅沢になりすぎているからだという意見もありますが、10年以上前と比べると、収入はむしろ抑えられているのに、健康保険料は増え続け、自己負担率も上がるなど、負担感が強くなってきているのも確かなことです。何を置いても、まずどのような福祉国家をめざすのかという、国民を巻き込んでの議論が欠かせないと思います。

北欧のスウェーデンでは、70％もの負担率でありながら経済成長を続け、豊かな国づくりに成功しており、国民の満足度も非常に高いようです。世界のなかでももっとも低い負担率の部類に入る日本が、社会保障費を捻出するための消費税を10％にするかどうかで大きな議論になったことなどを考えると、世界一の高齢国がこれからどんな福祉国家をめざそうとしているのか、改めて問いたくなります。

これからの高齢社会を語るときに、「今は△人で1人の高齢者を支えているが、×年後には○人で1人の高齢者を支えていく社会になる」という言い方が、よくなされます。

資料５　**高齢世代人口と生産年齢人口の比率**

	生産年齢人口(15〜64歳)を支え手とすると			15 〜 69 歳を支え手とすると	
	(a) 65歳以上を何人で支えるのか	(b) 70歳以上を何人で支えるのか	(c) 75歳以上を何人で支えるのか	(b)' 70歳以上を何人で支えるのか	(c)' 75歳以上を何人で支えるのか
昭和35(1960)	11.2	18.8	36.8	19.5	38.2
45(1970)	9.8	16.4	32.2	17.1	33.6
55(1980)	7.4	11.8	21.5	12.4	22.6
平成　2(1990)	5.8	8.8	14.4	9.3	15.2
12(2000)	3.9	5.8	9.6	6.3	10.4
17(2005)	3.3	4.6	7.2	5.0	7.9
22(2010)	2.8	3.8	5.7	4.2	6.3
27(2015)	2.3	3.2	4.7	3.6	5.3
37(2025)	2.0	2.4	3.3	2.7	3.6
47(2035)	1.7	2.1	2.8	2.4	3.2
57(2045)	1.4	1.7	2.4	2.0	2.7
67(2055)	1.3	1.5	1.9	1.7	2.2

出典：平成 23 年版高齢社会白書

この数値にどれほどの意味があるのかは疑問ですが、型どおりに非生産人口である65歳以上の数を分母とし、15歳から64歳の生産人口の数を分子として計算してみると、１９６０年では65歳以上の高齢者１人を11・２人で支えていましたが、50年後の２０１０年では２・８人で１人でした。そして２０５５年には、１・３人で１人を支える社会になると予測されています（資料５）。数字だけを見ると「ああそうか」と思うだけですが、現実問題として１・３人で１人の高齢者を支えるような社会が存在し得るでしょうか。家族や子ども、あるいは自分自身の生活を支えていくのに必死になっているときに、１人が１人の高齢者の面倒までみていくということがあり得るでしょうか。そんな社会は不可能です。それしか道はないとするなら、その前に日本は自壊しているでしょう。

「治す医療」から「納得できる生き方」を支援する医療へ

日本の高齢化が急速に進み、今のような高齢社会になり、大きな問題に直面するであろうことは、40年、50年も前から予測はされていました。しかし、その当時は経済成長とともに生活がどんどん豊かになっていきましたから、高齢化が進んでもその結果どのような問題が出てくるのか、実感として迫ってくることはありませんでした。こんな深刻な問題になるとは誰も思っていなかったのです。

今は、それどころではありません。介護にまつわるさまざまな問題、認知症の問題など、枚挙にいとまがないくらい具体的・現実的な問題が山積しています。「長生きすることのすばらしさ」が強調されるような明るい話題なら大歓迎ですが、むしろ悲惨な話題ばかりなのが気になります。こんなことになるならなぜ、こんなに高齢者が増える社会をつくってしまったのかという疑問さえ出てきますが、それは決して発してはいけない言葉です。長生きは国民にとってだけでなく、人類にとっての悲願だったはずです。

科学技術の進歩が社会環境を整備し、医療技術を発展させ、平均寿命を延ばすことに大きく貢献したのは間違いありません。科学の進歩は善であり、正義であるとみんなで努力してきたのです。こうした努力が、高齢化を実現したのだと思います。

いずれにしてもこれは科学技術の成果であり、みんなが求めた結果です。「こんなはずではなかった」は口に出してはならない言葉です。「長生きはすばらしいことだ」「長寿社会はすばらしい社会だ」ということをどのように具体化するか。私たちに求められる課題はこれ以外にありません。

これまでの制度やシステムが機能しなくなるほどの時代の大きな転換期ですから、何よりもまず、どんな社会をめざすのか、どんな国にしていくのかという国家戦略をはっきりさせなければなりません。何度も繰り返しますが、これが決まらないと、医療についても、どんな医療をめざすのかがはっきりしてこないのです。

今、男女を合わせた日本人の平均寿命は83歳を超えていますが、すでに100歳以上の人も急速に増えてきています。医学の教科書を見ればわかりますが、例えば外科学のどんな本にも、年齢が手術治療の適応を決めるとは書いてありません。科学や技術は進歩・発展することを宿命として持っていますから、だまって放っておけば、がんでもそのほかのどんな病気でも、100歳であろうと何歳であろうと、不可能を可能にするために困難を克服し、挑戦を続け、これまでのように徹底的に「治す医療」をめざします。挑戦がなければ進歩はないというわけです。

しかし、年齢を問わず徹底的に治療をするというような考え方に、疑問を持っている人は大勢います。私もそうです。100歳を超えてまで徹底して治すということよりも、その日1日1日を、どうやって納得できる生き方をするか、そのために医療がどう支援できるのかを考えることのほうが、はるかに大事ではないかと思うからです。

1999年、ブタペストで開かれた世界科学会議で、それまでの「知識のための科学」、「科学のための科学」というあり方から、「社会のための科学」、「人間のための科学」という方向への宣言が採択されて、科学のあり方についてのパラダイムが大きく転換しました。第18期の日本学術会議でも2003年に「人間と社会のための新しい学術体系」という提言を出して、知の追求のための科学から社会に貢献できる科学へというパラダイムの転換を行ってきています。

国家戦略というのは、求められる国や社会のかたちを実現するための方策です。したがって、何よりもまずどんな国にするのかという理念がなくては、科学技術戦略も立てられません。国がめざすものとは関係なく科学技術があっては困ります。医療も同じです。病気があって医療があり、患者のために医者がいるのであって、医療があって病気があり、医者のために患者がいる、などというようなばかなことはあり得ないはずです。

超高齢社会における最大の医療需要が高齢者にあることは間違いのないことですから、何よりもまず高齢者にふさわしい医療とは何かが、もっと真剣に考えられなければならないのです。高齢者には、高齢者特有の病気があり、病態がありますから、それに合わせた医療が必要です。そして、高齢者が医療に何を求めているのか。高齢になればなるほど、徹底的に治すという医療よりも、ときには病気と共存してでも、ＱＯＬ（クオリティー・オブ・ライフ＝生活の質）を落とさないような医療を求めていることははっきりしているのです。ということであれば、そのような医療を行うことができる医者を育成して配置し、そのような医療が提供できるような仕組みや体制を構築していくのは当然のことです。

50年前に内科といえば、心臓も肝臓も腎臓もみんな診ていました。しかし次第に「最先端の技術を駆使して治すことのできる専門家」を養成することに力を注ぐようになり、その結果、循環器内科、消化器内科、腎臓内科と臓器別に分かれていったのです。そして今や、循環器内科はさらに不整脈中心、心筋梗塞中心などというように、どんどん細分化しています。こうなると、心臓の不整脈だけを専門に診ている医師は、腎臓、肝臓についてはほとんど何もわからないというようなことになってきます。これでは、老化で身体機能が落ちているところに、生活習慣病のような全身の変化を伴う慢性病が発症しやすい高齢者を診ることは、とても無理なのです。

第2章　旧来の医療から高齢社会の医療へ

1．高齢者の増加により変わる医療需要

従来の医療と、これからの高齢者医療との違い

高齢者が増えれば、疾病構造が変わります。そして疾病構造が変われば医療需要が変わりますから、それに合わせて医療も変わらなければなりません。

では、これまで私たちが行ってきた医療とは、どんな医療だったのでしょうか。その特徴の1つは「治す医療」であり、もう1つは「病院中心の医療」です。

治す医療というのは何かというと、1分、1秒でも長生きさせようという、救命・延命を至上の価値とした医療で、臓器を中心に、専門的な最先端技術を駆使して病気に挑戦し、ときには死とも闘い、完全治癒・社会復帰をめざすという医療です。このような医療が、しかも誕生から死ぬまで、すべてを病院中心に完結できるような提供体制で行われてきました。これまで私たちが追求してきた医療は、こういう医療です。広辞苑の「医療」の項を見てください。「医術で病気をなおすこと」と記されています。今ここに

説明したとおりの医療が、ひと言でみごとに表現されています。ちょっと皮肉っぽく言えば、治らない病気や終末期に行われることは医療ではないと言っているようです。

では、高齢者の医療がこれまでの医療とどう違うのか。

高齢者と若い人とでは何が違うのかを確認しておく必要があります。若い頃のような成熟し完成された個体に生じる病気の多くは、単一の臓器の急性の障害として起こってくるもので、その原因も単一のものです。したがって、その原因を取り除けば臓器の傷害がなくなって、全身の状態も元の健康な状態に回復することができます。すなわち、病気の治療は傷害を受けた臓器への治療であり、臓器への治療は生命予後やＱＯＬに直結するのです。

一方、高齢者には最大の特徴として、老化があります。老化とは、年をとるにつれて起こる身体の変化で、誰にも例外なく起こります。環境や生活習慣などによる差はありますが、基本的には遺伝子で決まっていることです。その変化は進行性で次第に衰弱していき、元に戻るということはありません。高齢者では、このような老化という過程のなかに、病気が入ってくるのです。病気も単一原因による単一の臓器の傷害というかたちをとらず、生活習慣病のような慢性的な経過で、特定の臓器だけに傷害が現れるというより、全身に影響を及ぼすことが多く、１人でいくつもの病気を抱える、いわゆる多病というかたちで現れてきます。

若い人の正常値は、高齢者の正常値ではない

病気とは、健康という正常な状態が傷害を受けて異常な状態になることです。診断は病気という異常な状態を見つけることで、治療とは手術や薬により異常な状態を正常の状態へ戻そうとすることです。

では、正常とはどういうことでしょうか。

今、私たちが正常と言っているのは、健康な成人で、どこにも問題がないという人を、例えば100人集めて、それぞれの臓器の機能や構造を主体にして検査をすると、多少の差はあっても、ある範囲のなかに収まります。大雑把な言い方ですが、その平均値が「正常値」です。「正常だ」と言っているのは、そうやって決めた値の範囲内に入っている臓器の機能や形態が正常だということです。

もうおわかりかと思いますが、正常値というのは全身の状態を診ているわけではなく、臓器の機能や形態を診ているのです。健康かどうかも、腎臓や肝臓あるいは心臓のそれぞれに特異的な検査を行って、どれにも異常がないかどうかで決めてきたのです。これ

がいわゆる科学的な医療です。科学的な医療はすばらしい成果を上げたのですが、異常値があっても「私は非常に調子がよい」という人もいれば、どこを調べても臓器に異常がないから「あなたは大丈夫ですよ」と言っても、身体がだるく調子が変だから、「どこかが悪いに違いない」という人もいて、実際には、異常かどうかを判断するのはそれほど簡単なことではありません。

何が言いたいかというと、これまで正常、異常と言ってきたのは、人の身体、特に各臓器の状態に焦点を合わせて判断したもので、精神状態やQOLだけでなく、生活の状態などのすべてを診て判断したものではないのです。そのため従来の診断基準は、高齢者のように老化と多病が当たり前という病態を診るには、必ずしも適していないということです。

では、高齢者の正常とはいったい何なのでしょうか。

例えば、80歳の人の血液検査をしてみたとします。検査をしたら異常値がいくつか見つかりました。確かに、教科書を見れば異常な値です。しかし、本人にいろいろ聞いてみても、特におかしなところはないと言います。こうなると、その値が80歳の人としては異常なのか正常なのか、どう判断してよいのか迷ってしまいます。要するに、私達が正常値と言っているのは健康な若い人の正常値のことを言っているのです。

高齢になると、同じ80歳でも人によってばらつきがあります。そうなると、80歳の正常値はどうやって決めればよいのか、ということになってしまいます。人はもともとそれぞれ違っていて、個別で多様です。健康な若い人の正常値を決めるのでさえも、ばらつきのあるものを集めて、平均値をとって決めていますが、高齢者の場合にはそれがもっと著しいのです。高齢者の正常値とは何か、それはどう決めればよいのか、そう簡単なことではないことがわかります。

治らない病気に寄り添うのも医療

この頃よく聞く話に、90歳を過ぎた人に大きな手術をしたら、そのまま寝たきりになってしまい、日常生活に復帰できないまま亡くなってしまった、というものがあります。「高齢者が病院へ行くと寝たきりにして帰される」とか、「なんであんな高齢の人に、あんな大手術をするのか」といった批判が出てきているのです。

従来の医療の考え方は「病気を見たら治せ」ですし、患者の年齢によって手術適応が変わるということもありません。医療の使命とは、1分1秒でも長生きをめざして完全に治すことであって、今この病気に確実な治療ができないのは、科学や技術が未熟だからで、将来には必ず実現される、そのためには技術の開発と挑戦こそが欠かせないのだ、と考えられてきました。このような考え方で20世紀は走ってきたのです。

その結果、１９６０年代、１９７０年代には大きな手術をすることが困難であった60歳の人にも70歳の人にも、安全に手術ができるようになりました。これは科学技術の成果で、今では１００歳を超えた人にも安全に手術を行うことができるようになりました。しかし一方では、平均寿命が80歳を超えて90歳、１００歳も稀ではない時代になったとはいえ、90歳、１００歳の人に、大手術を伴うような徹底的に治す医療をどこまで適応していくのかという疑問が出されており、そんな考え方はすべきではないという意見が広がりつつあるのも事実です。

すでに述べたように、若い頃の病気は単一の臓器に限られていることが多く、手術をはじめとする治療によって傷害された部位を治せば、完全に回復します。しかし、年をとればとるほど、老化に慢性病が加わるという病態が増え、全身に影響が出てきます。そのため、身体の状態だけではなくて、精神的な状況や生活能力、家族関係に至るまで、生活をしていく上で障害となる原因のすべてに目を向け、評価をしていかないと、その人にとって何が一番問題なのかを把握することはできません。

そもそもなぜ医療が必要とされ、こんなにも進歩・発展してきたのでしょうか。それは、病気による苦しみを取り除きたいという悩みは、人間が毎日の生活をしていく上で、もっとも大きな共通の課題だったからに違いありません。科学も治療技術も何もないときから、なんとか病苦を除けないかとさまざまな工夫をしてきたのは、苦痛に対する共感や同情心もあったでしょうが、病んだ人が普通の生活を送れるようになりたいと願う気持ちは、誰にも理解できることだからです。

そう考えれば、治すことはもちろん、治らない病気に寄り添うことも、医療なのです。そのときどきの日常の生活が、少しでも充実したものになるように支援をしていくのが、医療のもともとの目的だということがわかります。このような考え方を「生活モデル」の医療と言います。言葉を換えれば、「生活者としての人の全体像を診ていく医療」ということです。

これに対して、科学をベースにしたこれまでの徹底的に治す医療を、「科学モデル」とか「医学モデル」と言います。これから高齢者に求められる医療は、元の生活がきちんとできるような状態に戻すことを目標にする「生活モデル」の医療です。もちろん治る病気を治すのは当然ですが、ただ単に治すだけではなくて、元の生活に戻すことが大切なのです。

病院医療から在宅医療への転換

これまで私たちが行ってきた医療には、もう1つ大きな特徴があります。それは「病気に関わることはすべて病院で」というような医療を推進してきたということです。生まれてから死ぬまですべて病院、というやり方です。ちょっと考えてみればわかることですが、病院は高度で高額の医療機器を集中的に整備し、人も非常に厚く配置して、先端の高度な医療を提供できるような環境を整えています。したがって、そのような環境でしか扱えない病気だけを扱うべきではないのか——。そういう考え方があっても不思議ではありません。

しかも、最高の設備と技術のある病院でしかできない救急とか、高度専門医療などに特化したほうが、公共資源の有効な活用という面から見ても、効率的であるのは明らかです。しかし現実は、「病気はすべて病院で」という考え方が普通で、その結果、約85%の人が病院で亡くなり、病院が看取りの場にもなっています。

治療の場としての病院とは、言ってみれば緊急避難のときの隔離社会のようなものです。そのような、社会から隔離されたところで何日間か生活するのは、そこでしかできない病気の治療、高度専門医療を受けるために、やむを得ずそうするのです。高度専門医療ではなく、病院でなくても可能な医療なら、生活の場である家や地域のなかで行うのが当たり前ではないでしょうか。

こう考えてくると、治療の場の問題というのは、単に社会資源の有効活用という合理的な話だけではなく、人にとってどんな終末期のあり方がよいのかという根本的な問題だということがわかります。生活を中心に考えれば、その核となるのは在宅医療です。在宅医療は、生活の場のなかにある医療そのもので、動くことは困難だが病状が一定している高齢者にとっては、望ましい医療提供のあり方だと言えます。

最期はどこで亡くなりたいかという希望を聞くと、半数以上の人が「自宅で」と答えていますから、在宅医療を進めていくことは、何よりも国民の願いでもあるのです（56P　資料6）。しかし、国民だけでなく医療関係者でさえも、在宅医療に関して十分な理解ができていません。病気なら何でも病院に行くという文化を、戦後40年、50年かけてつくってきてしまったからです。

いきなり在宅医療が出てきて、「えっ」と思われたかもしれませんが、言い方を換えれば、病院は病院にしかできないような医療をやるようにしようと言っているだけです。これまでの成果は十分に生かしながら、ここで改めて医療のあり方を見直してみようと

資料 6-1 介護を受けたい場所

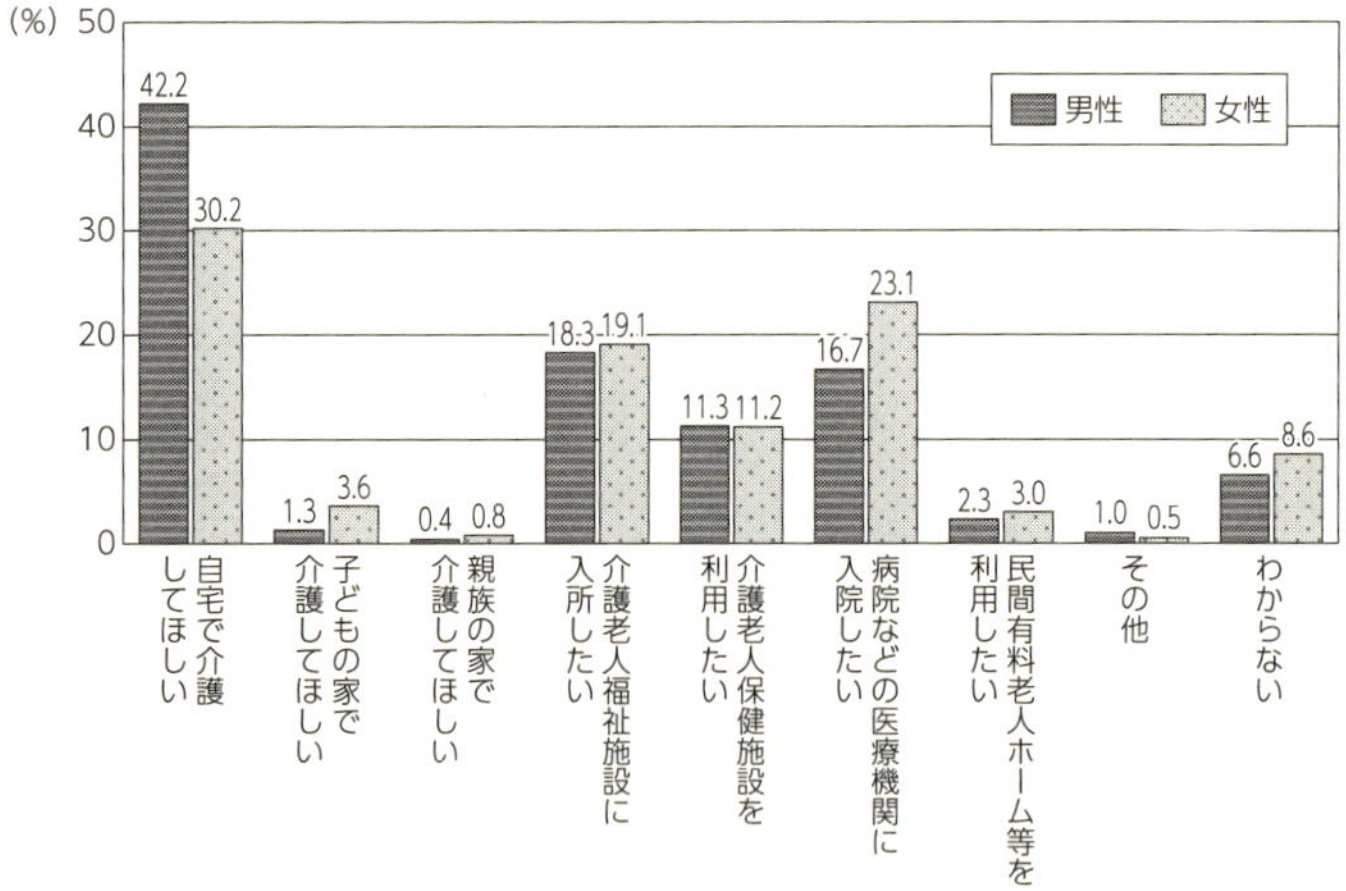

調査対象：全国 60 歳以上の男女　出典：平成 25 年版高齢社会白書

資料 6-2 最期を迎えたい場所

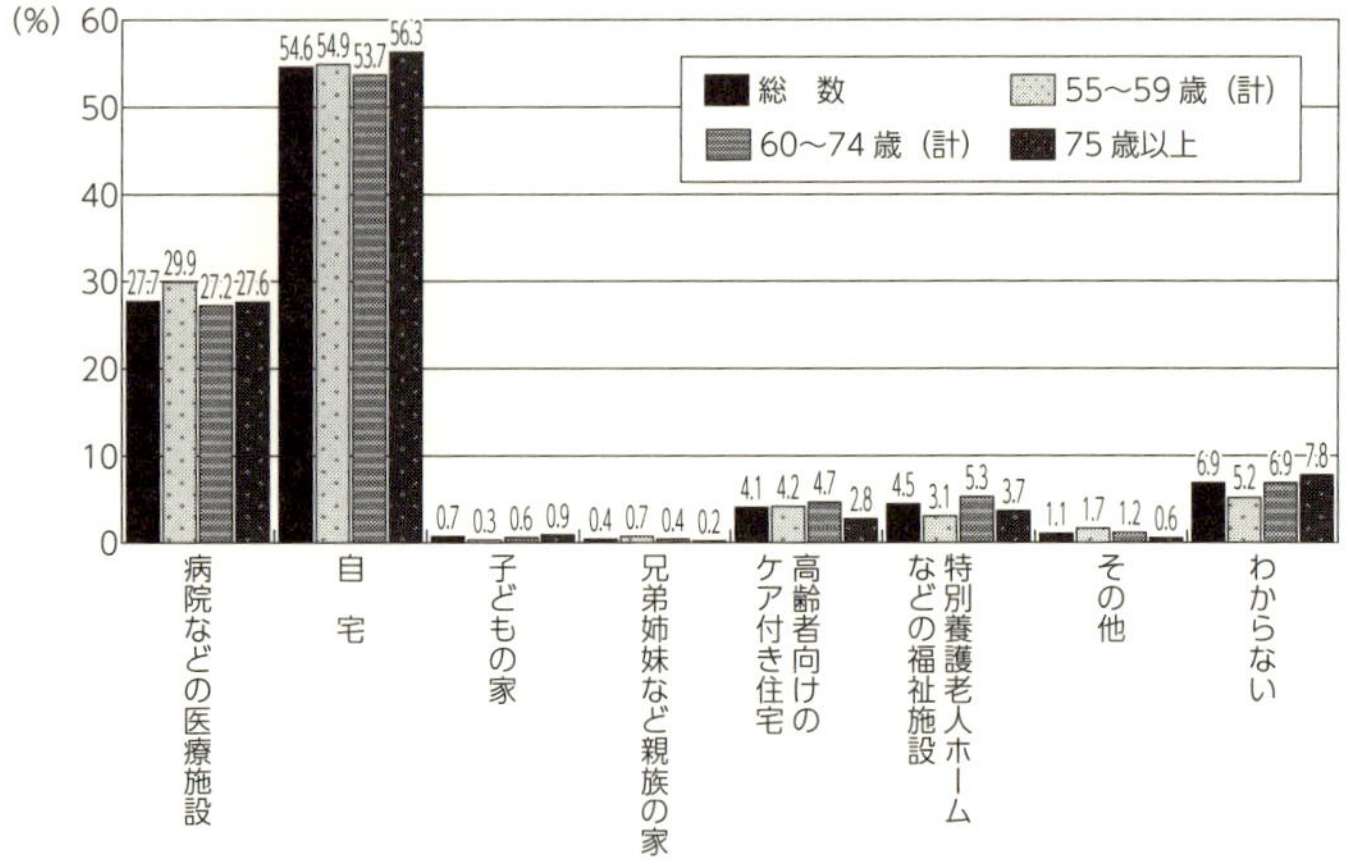

調査対象：全国 55 歳以上の男女　出典：平成 25 年版高齢社会白書

いうことです。

今は超高齢社会であり、そのなかでこれからの医療をどうすべきかを考えていますから、これまでの問題点ばかりが気になりますが、しかし、日本が成し遂げてきた成果を決して軽く考えるべきではありません。わが国は国民皆保険制度のもとで、徹底的に治すという病院中心の医療を展開し、すばらしい成果を上げ、WHOによって世界一と認定された医療をつくり出しました。世界一とは、少ない資源で最高の成績を上げたということです。最高の成績とは、平均寿命、健康寿命が世界一ということです。また、少ない資源とは、GDP比で少ない医療費です。医師数について、OECD34ヶ国のうちの29番目という少なさなのです（58P　資料7）。こんなすごい国はどこにもありません。「日本モデル」と言って誇ってもよい成果で、わが国の財産です。この経験を生かしながら、新しい時代の求める医療にどのように転換していくか、世界中が今、日本の動向に注目しています。

在宅医療はどのような現状にあるか

これからの医療は、病院中心であった医療から、地域全体でカバーしていく医療へと

資料7 **医師数・看護師数の国際比較（OECD 諸国、2011 年）**

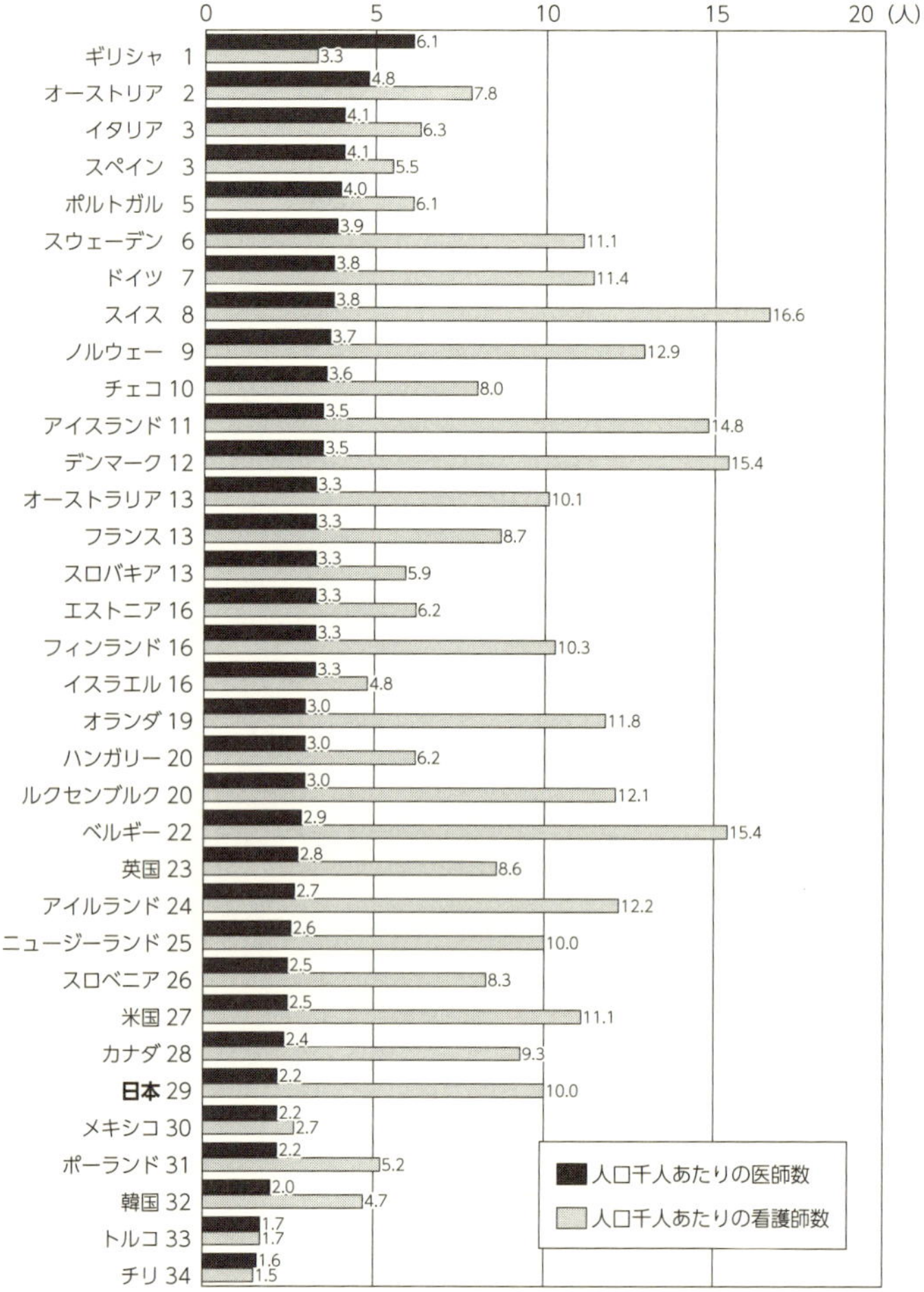

出典：OECD Health Data 2013（June 2013）

大きく変わらなければなりません。病院での入院生活とは、治療のなかに生活があるというものです。もちろん、病院でしかできない医療が必要なときには、入院生活は避けられません。しかし、病院でなくてもできる医療なら、生活の場を基本にした医療の提供にしていこうというのです。すなわち、生活の場のなかに医療もあるという方向へのシフトチェンジです。

そのような医療を提供するためには、これまでのような診療所と病院だけでカバーしてきたやり方を、地域全体で診ていくものに変えていくことが求められます。どういうことかというと、治る病気をきちんと治すのは当然のことですが、高齢者では、老化に生活習慣病が加わり、症状は慢性的で、完全に治すことのできない病気が主体になりますから、病気と共存しながらでも毎日の生活のレベルが落ちないように支えていくことが大切です。そのような医療では急性期、回復期、慢性期などの重症度や病期に合わせて医療や介護を提供していく体制が求められますが、なかでも地域の核となっていくのが在宅医療です。これからは在宅で医療提供ができるように充実させていく、というのが大きな流れなのです。

では、現実の在宅医療はどんな状況にあるのでしょうか。

わかりやすい指標に看取りの場所があります。在宅で看取られる人がどれくらいいる

資料8　**死亡場所の推移**

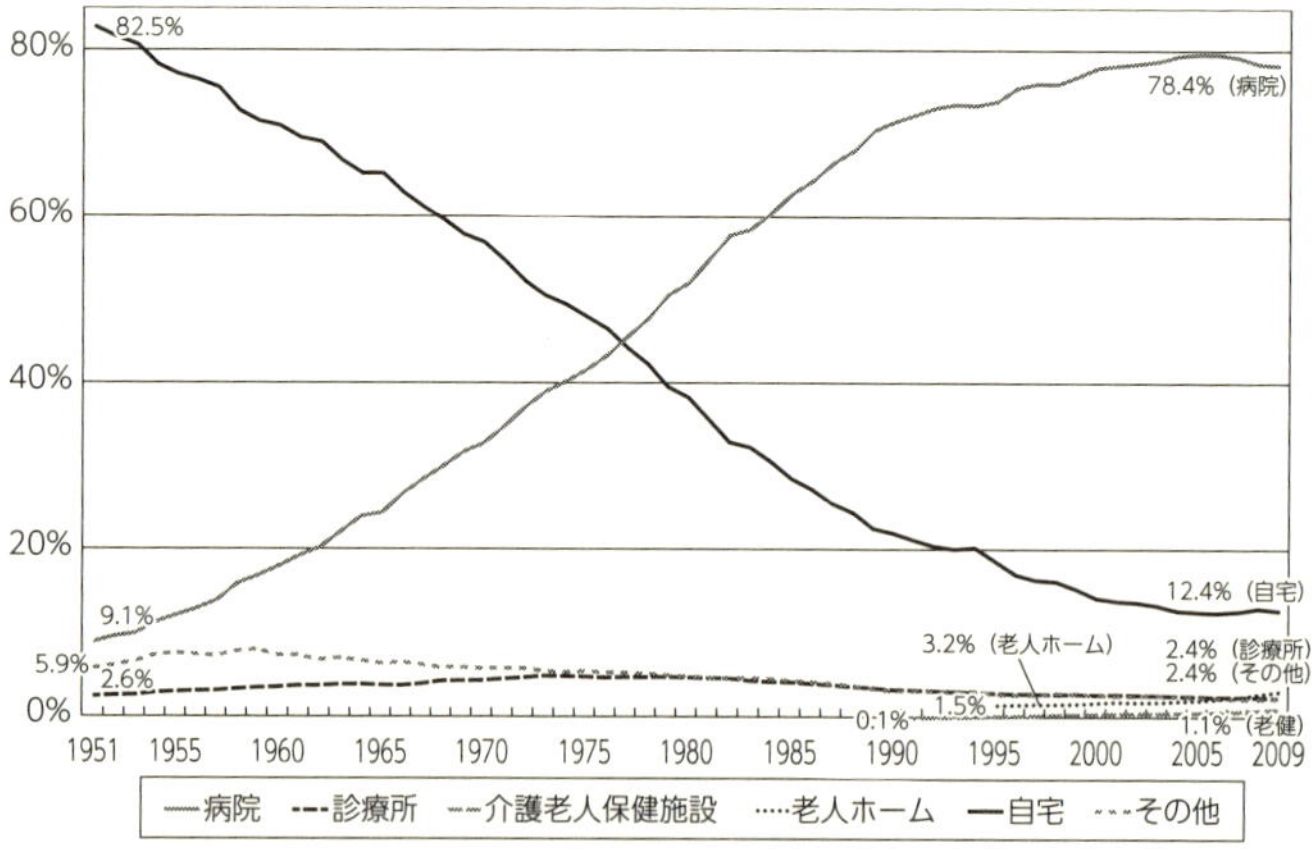

注：1994年までは老人ホームでの死亡は、自宅に含まれている。

出典：厚生労働省「人口動態統計」

のか、昔と今を比較してみましょう。戦後６年目の１９５１年では、在宅で亡くなる人は80%を超えていました（資料8）。戦後すぐの１９４５年、４６年では85%を超えていたでしょう。これが、経済の高度成長とともに減っていき、１９７６年には在宅で亡くなる人と病院で亡くなる人の比率が逆転します。そして、それ以降はその傾向が急速に進み、２００９年には病院・診療所で亡くなる人が80%を超え、在宅で亡くなる人は12・４%と完全に逆転してしまいました。

欧米の先進諸国においても、20世紀は科学技術の進歩のもとに、病院を拠点にした治療中心の医療が展開されてきました。しかし、実際の内容は日本の医療とは相当に異なっています。米国の病院医療の徹底ぶりを見ればそれがよくわかります。確かに日本も同じように治す医療を追求してきましたが、米国の徹底ぶりとは比較になりません。

例えば、在院日数を比較すればその差がよくわかります。米国の平均在院日数は1週間を切っているほどで、極端に短いのです。大きな手術をしても、創（傷口）を縫った糸を付けたまま退院するというのは当たり前になっています。

ところが日本では治す医療を追求しながら、矛盾するようですが、社会的入院という名目で2ヵ月も3ヵ月もの入院が許され、終末期も亡くなるときも、医療に関わることならすべて病院でという体制がとられてきました。こんなことが可能だったのは、高度成長という社会的な背景もあって財政的に安定していた国民皆保険制度のもとで、世界一の病院数、病床数を整備することができたからです。この背景には、技術の進歩と産業構造の変化がもたらした都市化と、それによって進んだ家族形態の変化、核家族化があります。このような社会的環境の変化が、医療機関で亡くなる人の数を大幅に増やしたのです。

どんな医療も、それぞれの人の希望するように提供するというのは、理想ではなくて空想です。希望に合わせてサービス提供の計画が立てられ、計画に合わせて際限なく公共財が投入される、そんなことはあり得ないことです。著しい経済成長のもとに、財源に相当のゆとりのあるうちはなんとか続いても、必ず限界がきます。高齢者が増え、医療需要が増えて、これを負担する力と求めるサービスとの間の均衡がとれなくなってきたことがはっきりしてきたのが今です。

こうなってくると、在院日数を短くして、病院には病院にしかできない医療に特化してもらい、病院でなくても治療可能な場合の入院は極力少なくしていこうというのは必然的な流れです。在院日数が短くなれば、その受け皿として在宅医療が求められるのも自然な流れですが、そのためには、在宅でも病院と同じように安心して医療が受けられるように、24時間365日、いつでも必要なときに対応できるような体制が欠かせません。国は、このような体制づくりを進めるために、訪問看護ステーションと協力するなど、いくつかの条件をつけて在宅療養支援診療所を制度化し、診療報酬も高く設定するなど、在宅医療の普及を進めようとしています。現在、手あげ方式で1万2000人ほどの医者が登録されていますが、実際に、活発に活動しているのは、このうちの20％くらいです。

これが在宅医療の現状です。政策的には、医療の提供のあり方を病院から在宅へと大きく転換しようとしてはいるものの、現場はまだまだ変わっていません。

在宅医療で誰もが気になるのは、どこまでのことが在宅でできるのかですが、実は、ほとんどのことが在宅でもできることが証明されています。

在宅医療は、高齢者にとっては、住み慣れた地域で老いとともに生き、死ぬまでを支援してもらう医療です。したがって在宅医は、病気についてだけでなく、その人の生活のあり方や、ときには人生についてまで関わることになるので、総合的に診て支えていくことのできる、家庭医であり老年科医でもあるといった総合診療医でなければ務まりません。すでにさまざまなところで、そのような医療を実践している開業医も出てきてはいますが、必要な医師数から見れば絶対的に足りません。何よりもこれほどの時代の大きな変化にもかかわらず、決定的に遅れているのが大学の医師養成のあり方なのです。

2. 高齢者医療の専門家が足りない

特定の臓器の専門医よりも総合医の育成を

今、日本の皆保険制度は危機的な状況にあります。なぜかと言えば、急速な高齢化により医療需要が増え続けているにもかかわらず、経済成長が鈍り財政基盤が弱くなってきていることに加え、少子化の進行で制度の支え手が減っているからです。こうした社会の変化だけでなく、医療のあり方も、高齢者の増加に合わせた高齢社会用になっていないということが、事態をさらに深刻にさせています。このことは高齢者に適切な医療を受ける機会を失なわせているだけでなく、経済的にも社会の大きな負担になっています。

例えば70歳にもなると、5つや6つの病気を持っていることは珍しくありません。これまでは医療の専門分化をどんどん進めてきましたので、病気が5つあっても6つあっても、それぞれの病気の専門家のところへ行って診てもらうことになります。そしてそれぞれ専門の診療科を回れば回るほど、それこそ10種類以上もの薬をもらうような結果になってしまいます。6種類以上の薬を服んでいると、副作用の頻度が明らかに増えます。また、5剤以上の服用では転倒の頻度が高くなるというデータもあります。たくさんの薬剤の服用は高齢者にとってよいとはとても言えませんし、医療経済的に見ても大変な問題です。

高齢者医療の専門家は、よほど特殊な状態でない限り、複数の病気にも1人で対応します。医者が1人であれば、薬のコントロールもできますし、専門診療科の診療が必要と判断すれば、そのように配慮します。何よりも特定の1人の医者が、責任を持って全体を包括的に診るので、診てもらうほうは安心できます。

超高齢社会を迎えて医療はどういう方向に向かうのか、その設計図を描くためには、どのような医療を、どれほどの数の高齢者に、どこでどのように提供していくのかを決めなければなりません。設計図が決まれば、どう医療資源を準備すればよいかということになります。国は、病院中心の医療から、在宅医療を核にした地域全体でカバーする医療へと、政策的に方向転換をしていますが、現場がまだ追いついていません。特に高齢者を自宅で診ていくには、高齢者を総合的に診ることのできる診療能力が必要であり、そのような総合医や老年科医の養成は、とても十分とは言えません。重要なことなので何度も繰り返しますが、地域で心配なく診ていける医療を展開するには、臓器別の専門家だけではなく、総合的に診ることのできる医者が欠かせないのです。

在院日数の短縮化

わが国では、どのような医療をどのように提供するかは、それぞれの医者の判断に任されています。その結果と言ってもよいと思いますが、病院数が増えて世界一の数になり、しかも、ほとんどの病院が同じような医療を行うという、病院医療全盛の時代が続いてきました。そのような医療を支えてきた医療資源のうち、医者については大学が、モノである病床の配置や高額な医療機器の整備は地方自治体が、そして診療報酬については国が、それぞれ責任と権限を持つというかたちで役割分担をして、その養成や調達、配分を決めてきました。役割分担と言えば聞こえはよいのですが、見方を変えれば総合計画がないということです。

めざす医療の方向に変化がなく、したがって医療需要の量的な変化だけで質的には変わらず、しかも経済が成長し続けているうちは、このようなやり方でも問題がなかったのです。しかし、急速な高齢化によって人口構造が変わり、人口構造の変化によって疾病構造の中身も量も変わり、財政的にも限界が見え始めると、同じようなやり方を続けていれば立ち行かなくなります。今がまさにそのときで、高齢者が増え、それに合わせた医療への転換が切実になってきているのです。すなわち、医療需要に合わせて、人、モノ、カネという資源を、どのように養成、調達、配置、配分していくのかという総合的な計画を、一元的に策定、実行、管理していかないと、需要と供給の均衡がとれなくなって医療全体が崩壊します。

医療のように人的資源が特に重要な領域では、どの分野の医師をどれだけ養成するかは、適正な医療を提供していくためにもっとも重要な要件の1つです。これを各大学の自由裁量に任せていては、とても適正な数の医師を必要な分野に送り出すことはできません。この一事を考えてみるだけでも、総合計画をつくり、適正な医療資源の養成、調達、配置、配分が、医療には不可欠であることがわかります。わが国ではこれができていないのです。

経済的な問題も深刻です。右肩上がりで成長してきた経済発展が鈍化し始めるのと並行して、医療、介護など社会保障関係の費用が、急速に増えてくるという厳しい状況に直面することになりました。こうなると、小手先の対症療法で乗り切るのはとても無理です。ではどうすればよいか。

原則に戻って考えてみれば、出てくる答えは決まってきます。そもそも超高齢社会にふさわしい適正な医療とは何かということから考え、それを行うのに必要な資源は何で、どれほど必要か、それを満たすにはどのように準備すればよいのか。そして、資源には限界がありますから、資源の調達とその限界についてもきちんと計画のなかに入れ、優先度を決めて考えていくしかないのです。

多いときには、病院数は約1万あり、どの病院もみな同じようなことをやっていました。小さな病院でもCTなどの高額医療機器を備えるというように、同じことをやってきたのです。急性の重症患者も治療すれば、慢性疾患の患者も、終末期の患者も、すべて病院で診るという状態でした。諸外国と比べるとよくわかりますが、このような日本の病院のあり方は極めて特殊です。

病院は、人も設備も重装備をしているところですから、病院にしかできない医療をやるべきだという考え方は間違っていません。重装備の病院には、先端技術を駆使した医療が求められますから、対象とするのは急性の重症疾患患者で、徹底的に治す医療をめざすことになります。急性の重症疾患は結果が出るのも速いですから、入院期間は短くなります。例えば、それまで平均の在院日数が60日だったものが仮に30日になれば、病院数は半分でよいということになります。さらに、在院日数が20日になれば、病院数は

3分の1でよくなります。今、急性期病院では在院日数が20日を切ってどんどん短くなってきていますが、その背景には在院日数が短くなるように診療報酬を設定し、病院の再編が進むように政策誘導を行ってきているということがあります。ちょっと厳しい言い方をすれば、医療がどうあるべきかが、医療の専門家ではなく、政策によって誘導されているということになります。

キーワードは、「在宅医療」と「連携」

救急医療では、救急車で搬送される患者のタライ回しなどが、社会的にも大きな問題となりました。救急疾患の対応や扱いを間違えると、治るものも治らないという重大な結果につながりますから、急性の疾患にどう対処するかは極めて重要です。したがって、何よりもまず急性期の疾患への対処を充実させるというのはよくわかります。

しかし、病気には急性期だけでなく、亜急性期もあれば慢性期、回復期、緩和期、終末期などいろいろな段階があります。手術後1週間ほどで、病院でなければできないことはもうないので退院してほしいと言われても、まだまだ自分で自分のことをするのには十分な体力がないから、1人で動くのは無理だとか、1人住まいなので、この状態で家に帰るにはまだ不安だとか、いろいろな場合があります。すなわち、急性期病院が早期に退院してくれというのはよいのですが、その後をどうするかということが問題になります。もうちょっと入院させてほしいというのが患者側の事情であることがわかっていても、本来急性期病院で治すべき人が入院できないようではもっと困ったことになりますから、病院としては病床を空けるために早期の退院を求めます。そんな場合の受け皿をどうするかです。

在院日数の短縮化が進むなかで深刻化しつつあるのが、この退院後の受け皿の問題です。

しかし、これも答えは明快です。急性期を受け持つ病院以外の医療施設や介護施設をはじめ、在宅医療も含めて、地域の資源を総動員して機能分担をして受け皿をつくり、病態に応じた適切なサービスが提供できるように、地域全体で最期までみていくことのできる体制をつくり上げることしかありません。そのためには、地域ごとに、高齢化がどのように進み人口構造がどう変わるのかを予測し、疾病構造の変化を読んで医療・介護需要の量の大きさを見積もると同時に、地域でどのような医療・介護資源を保有しているのかを正確に把握して、どのようにシステム化していくか計画を立てることです。

このように、地域での医療・介護の提供体制を一体としてシステム化していくときのキーワードは2つです。1つは「在宅医療」、もう1つは「連携」です。

在宅医療については、すでに触れましたが、文字どおり、本人が住んでいる場所へ、医師を含めた医療関係者が訪問して行う医療です。もちろん、高齢であっても自立できているうちは、診療所や病院へ行って医療を受ければよいのです。問題は自立できなくなったときにどうするかで、特に終末期では、当然のことですが誰も自立できなくなります。そのような状態になったときの選択肢は、自宅か病院か施設かですが、半数以上の人はできるなら自宅で最期を迎えたいと希望しています。

国民の求めている医療を実現しようと考えると、地域で機能分担・役割分担をしてどのような病状にも適切に対応できる循環型のシステムを構築することが欠かせません。なかでも在宅医療は、そのシステムの根幹を支える必須の選択肢で、地域医療の核となる存在です。では、在宅医療はこれまで病院が行ってきた医療のどの部分を、責任をもって行うことになるのでしょうか。在宅ではほんの限られたことしかできないと思われがちですが、現実的には、病院でしかできない医療、すなわち高度な医療機器と専門技術がセットになって提供する医療を除けば、ほとんどのことが在宅でも可能であることが証明されてきています。

考えてみれば、これほど病院が多くなる以前には、在宅で医療を受けるというのは当たり前のことでした。ただし、今と昔では社会の環境や条件がまったく違います。何よりも技術の水準が違いますし、以前は今のように多くの医療専門職も技能職もいませんでした。したがって在宅で、納得と満足の得られる医療を、円滑、かつ確実に提供するための条件が昔と違うのは当然です。在宅医療は地域で展開する医療の核となりますが、在宅医療ですべてが完結するわけではありません。それが第2のキーワードの連携です。

総合医と専門医、病院と診療所そして医療、看護等、医療・介護関係だけでなく、生活を基本に考え、これを支えていくために関連するすべての関係者による連携体制の構築が欠かせません。これからの医療は、間違いなくそのような方向に向かいます。その方向に向けて、地域ごとに医療の再編を行い、地域での医療提供の仕組みをつくり上げていかなければなりません。これまで医療を支えてきた医療関係者はもちろんですが、地域全体が変わっていかなければならないのです。

もっとも難しいのは、医師の意識の変革かもしれません。現場の医師にしてみれば、「これまで何も問題はなかったのに、時代や社会が変わったからこれまでのやり方を変えろと言われても困る」ということになります。医師会も方向性は理解できても、会員の利益を守る義務がありますから、会員の多数が理解し、賛成が得られればいいのですが、そうでなければ組織をあげて方向転換を進めるということは簡単ではありません。「これからは在宅医療が重要だから、診療所から出て患者さんのところへ行ってください」とか、「それぞれの病院は機能と役割をはっきりさせて、治療中心から療養中心に変わってください」といくら言っても、とまどうのは無理もないことです。しかし医師は理解し納得するまでが難儀ですが、理解すればそのあとの対応は迅速です。

繰り返しますが、高齢化が進み疾病構造が変わり、医療そのものが変わらなければならないという歴史の大きな転換期にぶつかってしまいました。時間を逆に戻すことはできませんし、「社会は変わっても自分たちは変わらない」と頑張れば、どういうことになるかも明らかです。時代に合わせて、私たちも変わらなければなりませんし、こんなときだからこそ変化を受けとめ、受け入れ、さらによりよい方向に変化を積極的につくり出していく必要があります。時代が変われば医療も変わるのは当然のことです。事態がこれからいよいよ深刻度を増してくることは、関係者だけではなくみんなよくわかっていることです。必要な医療があって必要な医師がいるのであって、専門医の数に合わせて病気や病人があるわけではないのです。医療が変われば、医師も医師養成のあり方も変わらなければならないのは、当然のことなのです。

なぜ必要な老年科医が養成されないのか

高齢社会では、総合診療医や老年科医がいかに重要な役割を求められているか理解していただけたと思います。人口の変化をきちんと把握して医療計画を立てれば、地域にどれだけの数の総合診療医や老年科医が必要で、そのためには毎年何人の総合診療医や老年科医を養成しなければならないか予測できます。しかし、県によっては、医学部や医科大学はあっても総合診療医や老年科医を養成する講座がない、というところもあります。というより、ないところのほうが多いのです。現状では、80ある医学部のうち老年医学講座のある大学は23にすぎません。これではいくら立派な計画を立てても、必要な老年科医を養成することは無理です。したがって、求められる医療の実現は不可能です。今後これだけ高齢者が増えるから、それに見合う数の老年科医が必要であると、いくら計画を立てても、はたして老年医学講座のない大学が新しく講座をつくり、老年科医の養成を開始してくれるだろうかと考えると、気が滅入ってきます。いずれにしても、基本的な構造が変わらなければ、社会的な変化に合わせた必要な医師の養成も期待できないということです。これもわが国の構造的な問題で、根本から考え直さないことには解決のできない問題です。

医師の養成は大学の責任だから、大学が考えを変えればよいではないかということになりそうですが、ことはそれほど簡単ではないのです。大学病院にとっては、先端医療技術による診療や研究開発は最大の使命です。国立大学は2004年から独立行政法人となり、独立採算が求められていますから、大学病院の使命と経営の両立を考えれば、急性、重症の疾患に先進医療を施す専門志向型の医療に向かうのは、当然と言えば当然です。高齢者用に多くの病床を使えば、今の制度では収入が減少しますから、採算の面からはどうしても心配になります。加えて、大学には教育という大きな使命もあります。特に国公立大学では、独立行政法人化されてからは教育と研究、および診療という使命に加え、自己責任による健全な経営ということまで求められていますから、公的な大学の社会的役割、責任とは何かということは、相当に複雑で難しい問題であることがわかります。言いすぎを承知でつけ加えると、大学には日本の医療のためにという大義はあっても、地域医療を守らなければならない義務も責任も正式にはないのです。

このように、大学で総合診療医や老年科医の養成を行うことは、現実的には難しいという理由をあげようと思えばいくつも出てきます。では、このような状態をいつまでも続けていてよいのかとなりますが、よいわけがありません。いずれにしても、これまでのあり方の手直しで済むような問題ではなく、根本から見直さなければならないことなのです。

このように解決は簡単ではありませんが、たとえ大学が医師養成の方向を変えたとしても、役に立つ医師が出てくるのは10年以上先です。今はとてもそんな悠長に構えている時間はありませんから、現場の医師に理解して変わってもらうよりほかに道はないのです。

このままでは弱者を切り捨てる社会になる

医師であれば、医療が時代によって変わるということを理解するのは難しいことではないと思いますが、今がそのときで、大きな転換期にぶつかっていること、そのためには自らも変わらなければならないということについては、どれほどの医師がわかっているでしょうか。

私は「医療のかたち」とは「医師のかたち」であると考え、そう言い続けています。すなわち、医療の現場でどれだけの医師が、どのような医療を、どう提供しているかを見れば、その国の医療のかたちはわかるということです。医療が大きく変わるということは、医師が変わるということと同じことなのです。そのためには、専門職能集団である日本医師会などのあらゆる医師の団体が、これからの医療のあり方と方向性を示し、自らが先頭に立って改革を進めるのが本来の姿だと思います。極論かもしれませんが、これからの日本の医療は医師の専門職能団体の動向にかかっていると思っています。

これほど大きな時代の転換期、それによる医療の転換期はめったにあることではありませんから、このようなときにこそ、専門職能団体はその存在価値や社会的責任が問われるはずです。超高齢社会では、高齢者医療を専門にきちんとできる人材が不可欠であるというのは、誰が考えても当たり前のことですが、現状ではそれを担う医師が少ないだけでなく、そのような人材を養成する仕組みも準備されていないのです。責任の押しつけ合いをしてもなんの解決にもなりませんが、大学も医師団体も国も、なぜ動かないのか動けないのか、時代の変化、医療の変化に合わせた総合的な対策をとってきませんでした。

しかし、医療行政についてだけ見れば、20年以上も前からこのような事態を予測して答えを出し、政策を立案して進めようとしてきています。その流れが、今の在宅医療推進などの政策につながっていることも事実です。医療の実践者でもない彼らがなぜ、高齢社会にふさわしい医療提供のあり方についての政策を立案し推進することができたのでしょうか。私は、その理由を次のように考えています。

第一に、急速な高齢化の進展とそれに伴う医療需要の増加が、財源問題も含め国家経営に非常に深刻な事態をもたらすことになるという危機意識を、強く持っている集団が厚生労働省にいたことです。第二には、彼らは老化と生活習慣病が主体となる高齢者への医療と、従来の、1つの臓器に1つの傷害として現れる病気の治療をする急性期の医療とが、同じであるはずがないことを、医療の中身はわからなくても概念的にははっきりと理解していたのだと思います。

こうしたことから見えてくるのは、社会が変わり、医療にも大きな転換が求められているという現実を前にして、それに早くから気づき、その方向性についての理念や計画が準備されていたにもかかわらず、それを実行するのに欠かせない関係団体の合意形成がなされなかったこと。また、策定された医療提供体制を実行計画に落とし込むためには、医師の養成などが欠かせないのに、それも手つかずの状態だということです。要するに、このような問題に対処するための国の基本構造が、旧来のままで何も変わっていないということです。

これまでの組織や制度・システムでは、新しい時代の変化と、その要請に応えられないことが多くの関係者にはわかっているにもかかわらずこれを変えようとなると、一省庁や一団体の危機意識ぐらいでは身動きがとれない、こんな状態ではないでしょうか。長期間のうちに進んだ変化だから、10年、20年かけて対策を立てればよいという話ではありません。すでに変化は相当進んでいますし、このままいくと医療だけでなく社会全体が機能不全に陥りかねません。ゆっくり対処すればよいというほどの時間がないのです。非常に極端な言い方になりますが、このまま手をこまねいていれば、みんなで沈没して泥水を飲み込むか、制度からこぼれ落ちる人を切り捨てる社会になるか、そんな選択が迫られる社会の状況が浮かんできます。

計画どおりに進まない地域医療

これまでは診療所と病院しか思い浮かべることができなかった医療のイメージが、これからは地域全体が連携して行う医療へと、大きく変わるということを述べました。では、どのように地域で医療を展開していくのか。現状では、その計画を策定するのは都道府県の責任となっています。医療法には「都道府県は、基本方針に即して、かつ、地域の実情に応じて、当該都道府県における医療提供体制の確保を図るための計画（以下「医療計画」という）を定めるものとする。」（第三〇条の四）とあり、人材、施設、設備などの医療資源を、医療需要に合わせて計画準備するように規定されています。国は、地域医療計画に盛り込む内容の基本的な骨格をつくって提示し、その中身を県がそれぞれの実情に合わせて肉づけをして計画を立てていくのです。一般的な2次医療圏域ごとに、救急体制から終末期医療、保健体制までの総合的な計画をつくり、地域医療保健計画として5年ごとに見直すことになっています。

県としては、具体的なアクションプランを伴う総合計画を立て、それに沿って資源の養成や調達、配置、配分についての計画を立てます。ここで問題なのは、人、モノについて計画を立てて、例えば今後の10年間では、どの分野にどのような医師が必要であるというところまで算出して、大学や医師会にそのような医師の養成を依頼することはできても、命令する権限はありませんから、計画が実現するかどうかまでの責任は、地方行政にはないということです。要するに、県には地域医療計画を立てる責任と義務はありますが、その計画を実現するに際して、必要な資源の調達や配分についての権限がないのです。

たとえ、県の医師会長や大学の病院長などの医療関係者が委員となり、地域医療計画の立案に関わる委員会に参加し、県全体の総意の形成というかたちは採ったとしても、現実には立てた計画を実現する責任と権限はどこにもありません。それぞれの責任と権限に属することについては、それぞれの裁量で決めることであり、それがたとえ地域医療計画の実現には障害となるようなことであっても、互いが治外法権ということで触れないようにしているのが現実です。ここでも、人材の養成と配置をめぐっては構造的な限界が実効性をはばんでいます。したがって、地域の医療の需要と供給をきちんと計算して、それに合わせて適切な医療の提供ができるように立てた地域医療計画であればあるほど、計画どおりに進めることはとても困難なことなのです。

第3章　地域社会や国に望まれる高齢者との関わり

1. 個人には収まらない高齢者の問題

福祉国家を標榜するなら

科学技術の進歩は産業構造を変え、大量生産、大量消費、大量廃棄という社会をつくってきました。生産の効率化と資源の集約化は人口を都市に集め、いわゆる都市化を進めることになりました。その結果として家族の居住形態も、地域社会のあり方もまったく変わってしまいました。特に都市部での変化には著しいものがあります。個の解放は、人の尊厳、自由、権利を保障しましたが、一方で人間同士の結びつきを希薄にしてしまいました。地域のなかでの結びつきにとどまらず、家族間の連帯すら失われてきています。

若くて、活動的で、好きなことを好きなようにやりたいうちは、束縛、干渉を嫌います。しかし、年をとればとるほど、自立できなくなることへの不安や孤独感は大きくなっていき、現実に動けなくなれば周囲の人の助けが必要になります。核家族化の進行については説明を要しないと思いますが、その行き着く先としての老々世帯、高齢者の単身世帯の合計は、２０１１年にはすでに１０５１万世帯にのぼりました。この居住形態は、間違いなく今後も増え続けていきます（35Ｐ　資料４）。老々世帯では、必ずどちらかが先に倒れて亡くなり独居になりますから、そうなったときにどうするのか、少なくともわが国が福祉国家を標榜する限り、その結果生じる事態を個人的な問題として片づけることはできません。

高齢になるほど、毎日の日常生活をどのように支障なく、悔いなく過ごしていけるかは生活設計の基本です。多くの人は自立することができなくなって動けなくなったら、住み慣れたところで死を迎えたいと望んでいますが、考えてみればなんというささやかな望みではないでしょうか。これをわがままというなら、せめてこれくらいのわがままは叶えられてもいいのではないかと思います。これくらいのことすら実現できないようなら、福祉国家などという名称は返上すべきではないかとすら思えるのです。

高齢者は高齢社会の資源

今後、平均寿命がどこまで延びるのか予測は難しいことですが、人口は間違いなく減っていきます。人口が減れば、社会もその規模に合わせて設計を見直すのは当然のことです。生産活動も需要に合わせて考えていくのが基本です。国内の需要の大きさは、人口と人口構造によって決まります。その人口が２０６０年には８６００万人台にまで減ると予測されています（89Ｐ　資料９）。２０１０年が１億２８００万人ですから４０００万人以上減ることになります。この傾向はその後も続きますが、今の半分の６０００万人ぐらいにまで減るのではないかと予測している人もいます。

一方、企業は限りない成長をめざしていますから、縮小という言葉を禁忌のように嫌います。しかし人口の動態で見る限り、現実は減少の方向に向かっていますから、日本という市場規模では需要の拡大、成長には限界があります。出生数の増加は見込まれませんから、生産労働人口は減少し続けます。このような状況ですから、需要の確保、労働力の確保についても考え方を変えない限り、企業活動にしても縮小という方向が避けられないことは素人の私でもわかります。経済活動は、社会機能だけでなく生活機能などあらゆる活動の基盤です。その推移によって生活の水準が決まるだけでなく、ときには生死のあり方まで決めてしまう、もっとも基本的で重要な問題です。

このような社会の状況を考えると、高齢者の雇用のあり方が人口減少を伴う超高齢社会では極めて重要な鍵になることがわかります。定年制度はよくない制度だから、これ

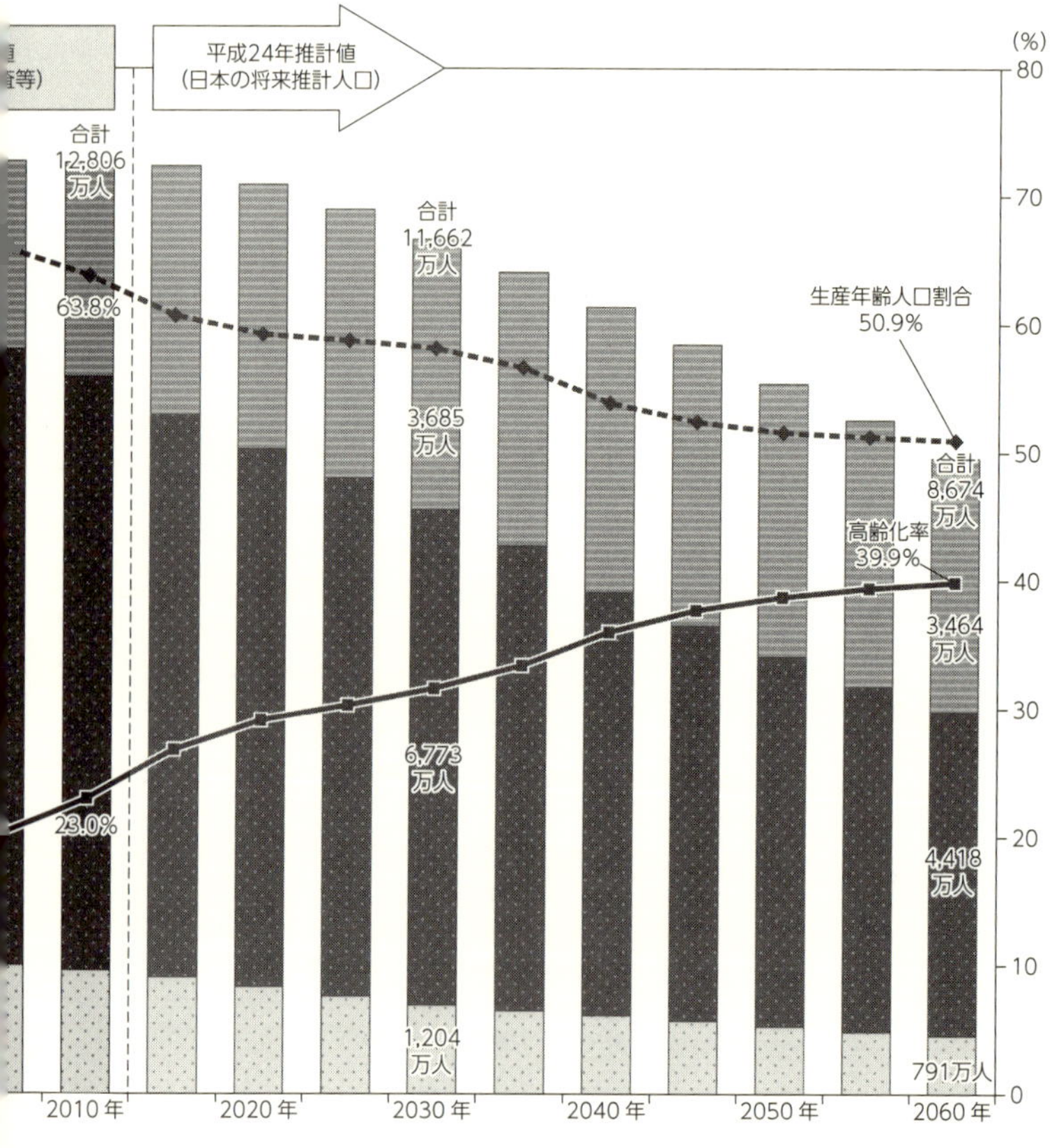

日本の人口は近年横ばいであり、人口減少局面を迎えている。2060 年には総人口が 9000 万人を割り込み、高齢化率は 40%近い水準になると推計されている。

出典：平成 24 年度総務省「人口推計」

資料9　**日本の人口の推移**

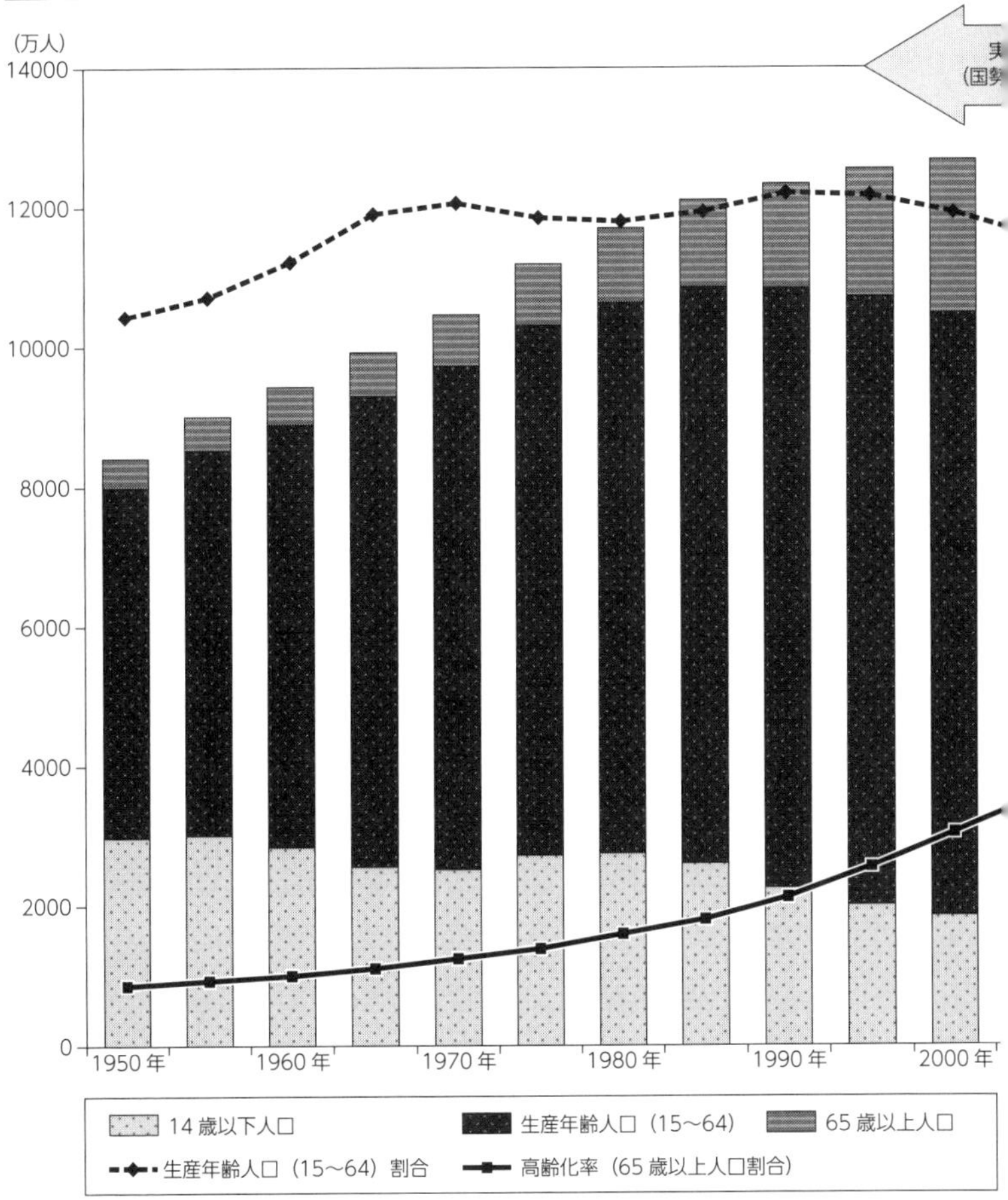

を見直して高齢者でも働けるうちは働いたほうがよい、などと単純に言っているのではありません。かつて経験したことのない高齢社会という未知の社会を、全世代にとって意味があり、価値のある社会にするには、高齢者を社会としてどう受けとめ、高齢者にとっても社会にとっても有用で有益なあり方とは何かを、経済活動や労働力という面からも考え直してみようと言いたいのです。

若いうちの労働には、社会への貢献とか家族や子どものためという社会性の高い価値や義務的な意識が大きく働いています。しかし、ある年齢以上になると、それらが1つずつ外れていきます。一方で、長年培ってきた経験や知識、技術は、若い人たちに負けないものがあります。高齢者は見方を変えれば、高齢社会における最大の財産であり資源でもあるということです。このような財産や資源を社会のなかでどう生かしていくかを基本軸において、しかし、それまで家族のため会社のため、そして社会のために働いてきたという義務的な責任を少しずつ外し、個人的な価値観を優先・選択できるような生き方を認める社会・労働環境を、どのように社会が準備できるのか、徹底的に考えるときではないかと思うのです。

「弱肉強食」や「みんなで沈没」以外の道を探ろう

これまで述べてきたように、高齢社会の問題とは高齢期の生き方をどうするかとか、増加した高齢者をどうするかということだけを考えていれば済む問題ではなく、巨大な高齢者集団が人口構造を変えることによって、それまでの社会制度やシステムが機能不全に陥ることから生じる国全体、国民全体に関わる問題、社会のあり方に関わる問題です。これは、20世紀型の価値観や考え方では乗り切れない問題です。国のあり方や国のかたちに関わる問題ですから、まずは高齢社会というものがどんな社会なのかを十分に理解した上で、価値観を根本から見直し転換する必要があります。

私たちはこれまで、進歩、前進、発展という、「前」と「上」しか見ない成長という価値観で突っ走ってきましたが、このような価値観のまま進んでいけば、弱い高齢者が切り捨てられる弱肉強食の世界になりかねません。そんなことはあってはならないというなら、どうすればいいでしょうか。

限られた資源を平等に分け合ってみんなで沈没するのもやむを得ないという選択もありますが、どちらも悲惨としか言いようのない社会です。いずれにしても、「弱肉強食」

や「みんなで沈没」という選択肢は御免こうむるとして、この2つ以外にどのような道があるのか、現実性のある選択肢を探らなければなりません。私は、これまでの「成長」という価値観から「共存共生」という価値観に切り換え、私たちがつくり上げてきたもののうち、何を残して、何を捨てるか、変わらないものは何か、変えなければならないものは何かということを、まず整理する必要があると思います。そして、これからの日本をどんな国にするのか、新しい設計図を描くことから始めるしかないでしょう。

どんな社会の設計を考えるにしても、最初に考えなければならないのは生命に直接影響する水や電気、そして下水等のインフラであり、生活に直結する衣食住、そして医療でしょう。何よりもこれらすべてを支える経済活動をどうするかを欠いては、実現性のないものになってしまいます。

私は医師ですから、高齢社会の医療がどうなるか、どうあるべきかについては多少なりともモノを言うことができます。しかしそれは高齢社会の全体像からすればほんの一部です。ましてや経済学者でもない私が、経済や産業の動向や方向についてモノ申せば、何を的外れなことを言っているのか、と笑われるのがオチです。では、産業界に国全体の方向を示すグランドデザインを描くようお願いすれば、国民にとって望ましい高齢社会の総合的な設計図が出てくるのでしょうか。私は無理ではないかと思います。

どのような社会にすれば人々にとって幸せな社会になるのか考えようという、これまで人類が経験したことのない歴史的な大転換期に立っているのですから、こんなときこそ本気で日本の将来を憂え考えている、わが国のあらゆる分野の叡智を結集して、あるべき国のかたちを描いていくしかないのではないでしょうか。

2. 医療と介護の連携を模索

介護保険法を理解する

2000年、日本では介護保険法ができました。救貧という税による措置制度ではなく、保険という共助で支え合う考え方を基本にした、世界に類のないすばらしい制度です。しかし、この制度がどんな制度なのかわかっていないと、家族や自分自身が実際に要介護状態になったときに、うまく利用することができません。もちろん、介護保険だけではなく、困ったときに公的なサービス支援を受けることのできる制度や仕組みにはどんなものがあるかを理解しておくことは、とても重要なことです。保険料だけはきちんと納めているのに、意外と知らない人が多いのです。

偉そうなことを言っていますが、実は私自身も、自分が必要となったときに手続きなどがきちんとできるかと言われると、とても自信がありません。しかし、どこに行って聞けばよいか、その調べ方ぐらいはわかっています。パソコンは便利ですが、高齢になるほどインターネットで調べるということも簡単ではなくなってきますから、困ったときにどうすればよいかといった基本的なことは、ちゃんと勉強しておくことが必要です。老後の不安をうまく乗り切っていくようにするためには重要なことです。

なかには公的な制度を利用することが、なんだか悪いことのように感じたり、恥ずかしいことだと感じたりする人もいるようです。しかし、保険料を払って自分たちで協力し合って支えている制度ですから、必要になったときにこれを利用するのは正当な権利であり、なんら遠慮することはありません。

顕在化してきた認知症や介護問題

私は、もともとは泌尿器科医です。約30年間、腎移植などの先端的な医療を専門に行ってきた外科医で、高齢者医療は専門ではありません。高齢者医療や高齢問題に取り組むようになったのは、国立長寿医療センター（現　国立長寿医療研究センター）に移った2004年からです。恥ずかしいことですが、日本が世界一の高齢国であると知ったのは、同センターへ移ってからです。そんな状態でしたから、私の最初の疑問は、世界一なら胸を張って長寿を誇ってもよいのに、なぜそんな雰囲気が感じられないのだろうということでした。

私が長寿医療センターに赴任したのは、介護虐待や介護心中のニュースが新聞などで扱われる頻度が増え始めた頃で、「介護は大変だ」「認知症は大変だ」と騒がれるようになってきていました。こうした事態を受けて、国も何とかしなくてはいけないと、介護保険を制度化したり、痴呆という病名を認知症に変更するとともに、虐待防止法や代理人制度、サポート医の研修制度をつくったりして認知症対策を進めるように動き始めていました。認知症については、2008年、舛添さんが厚生労働大臣のときにつくった「認知症の医療と生活の質を高める緊急プロジェクト」があります。こうした努力が続けられてきていますが、事態はうまく制御される方向に向かっているのでしょうか。それなら、不安も小さくなっていくのですが、対策の効果が現れるよりも変化のほうが速く、事態はより深刻度を増してきているように、私には見えるのです。

1990年代の頃は、例えば酒の席などで、親の介護によって家族が疲れ果て、家庭が崩壊し、「もう耐えられない」というような話が出ると、周りの者が「へえ、そんなことがあるのか、大変だな」と同情していました。まだまだ他人事だったのです。それが今では、酒席で40代以上の人が4～5人も集まれば、必ずといってよいくらい介護がどうだ、認知症がこうだということが、実体験の話として出てきます。日本の高齢社会の抱える問題が、日常生活のなかで当たり前の現象として実感されるような状況になってきているのです。

3. 社会保障制度は変化にどう対応するか

何かを捨てなければすべてを失いかねない

高齢者が増えれば、社会保障費は増えます。これまでどおりの社会保障を行っていこうとすれば、高齢者の増加に比例して必要とされる費用も増えますので、国民がその増加分をどのように負担するかが問題になります。憲法は生存権や基本的人権を保障していますから、いくら負担が大きくなっても高齢者を切り捨てるようなことはできません。国というと正体が見えにくくなりますが、つまるところは国民が集まった1つの集団です。したがって、超高齢社会の実現によって増える負担を国民がどう考え、どんな選択をするかという話です。国民がということは、もちろん高齢者がという話ではありません。若い人たちを含め、全国民がどう負担をしていくかということです。

負担が増えることを歓迎する人はいません。だからといって、高齢になると見捨てられるような国でいいとは思わないでしょう。嫌だけれどがまんしなければならないことなら、現状や将来についての正しい事実を国民がよく知り、理解することが欠かせません。国にとっては、国民にどのようにきちんと知ってもらい、理解してもらうかはもっとも重要なことです。特に社会保障の問題は、高齢者にとっては直接に生命や生活に関わる深刻な問題です。しかも、先に延ばせば延ばすほど、事態は悪くなることがはっきりしています。

後期高齢者医療制度については、5年以上かけて議論し、法律までつくったにもかかわらず、成立したとたんに集団ヒステリーのような世論が湧き起こり、後期高齢者医療制度廃止法案が国会に提案されるという異様な事態になりました。その後、この制度を廃止するという条件のもとに、厚生労働省の高齢者医療制度改革会議で検討が続けられていますが、いまだに結論が出ていません。今頃になって、「どこが悪いのか、結構よい制度ではないか」という声まで出てきていますが、いったい何が悪いのか、きちんと整理をして、とにかく早くよりよい制度、新しい制度をつくってもらいたいものです。でなければ、悪くもない制度をムードで壊しただけではないかと言われても反論ができないでしょう。

わが国の医療は、高度成長期にある間は、資源は限られているということを気にすることなく拡大を続けてきました。開発された新しい技術は、有効と判断され、申請して認められれば保険診療の対象とされてきました。しかし資源に限界がある以上、医療を求める人が増えて資源の供給可能な量を超えれば、その制度は行き詰まってしまいます。医療保険制度では保険料が常に医療費を上回っていること、そして国民が負担できる範囲に保険料が設定されていることという条件を満たすことができなくなれば、制度を維持することはできません。今がまさにそのときなのですが、今後も皆保険制度を続けていくつもりなら、こうなったときの選択肢は限られています。不足分を補えるだけの水準に保険料を上げるか上げないかですが、これ以上保険料を上げることはできないということであれば、①税金を医療に回す、②医療サービスに優先順をつけて、必要度の小さいものを切り捨てる、③医療費にかけられる額の範囲内で広く薄く分けてやる、④自己負担分を増やす、という4つのなかから選ぶしかありません。どれを選択するにしても、お金が足りないのに必要費が増えてくるという状態での選択ですから、その結果は負担の増加を受け入れるか、サービスを重点化して制限をするか以外にはあり得ません。相応の覚悟が必要だと思います。

自分のお金を自分がどのように使おうと、それこそ他人からとやかく言われる筋合いのものではありませんが、保険料も税金も公のお金です。公的資金をどのような基準で使うのかははっきりとさせなければなりません。しかも、この問題は生命や健康、生き方などに関わる問題ですから、どのように決めるかについてはよほど慎重であるべきです。そのために今、日本が直面している深刻な事態をはっきりと国民に示し、このまま放置して先送りすれば、どんな結末が待っているかをきちんと説明すべきです。あれも欲しいこれも欲しいではどうにもならなくなること、何かを得ようとするには何かをがまんするか、捨てなければならないこと、そうでなければすべてを失いかねない時期にきていることをよく理解してもらい、国民が参加できるような枠組みの選択肢を示して決めていくことしかないでしょう。

国民の共助システムである国民皆保険制度をどう維持するか

医療費だけでなく、医療資源の現状、そして今後の医療全体の動向などの情報を、もっとも早く確実に把握できるのは行政です。問題はその情報をどう活用するかです。すなわち、国民皆保険制度を土台にした日本の社会保障制度、医療制度を持続させていくという前提を崩さないというなら、人口構造、経済状況などを俯瞰的にみてシミュレーションを行い、需要がどれほどあるか、どれだけの資源をどう準備できるのか、その選択肢を提示することです。私は賛成できませんが、皆保険制度などいらないという選択肢もあるようですから、その選択肢も含めて考える必要はあるのかもしれません。

私は、国民全体による困ったときの助け合いの仕組み、共助組織である皆保険制度は維持すべきだと考えています。もちろん、維持していくためには、国民が支払うことのできる保険料の範囲で、という条件が付きます。つまり限りがある財源を前提にした制度でなければなりませんから、今の制度についても根本から見直さなければなりません。

医療費が高騰化している大きな要因の1つに技術の進歩があります。技術が高度化すればするほど費用もかかりますから、技術をどう扱うかは医療経済の面からも重要な問題です。サービスの対象となる医療技術については倫理性に加え安全性と有効性を評価するだけでなく、経済性をも含めた政治的、総合的な評価を行い、公的な支払い対象とする技術かどうかを検討する必要があるということです。

このような技術評価は、欧米では非常に重要視されていますが、わが国ではまったく政策に生かされていません。医療とお金とは相性が悪く、お金のことを持ち出すと、すぐに感情的な対立になって議論が空転してしまいます。しかし、資源には限りがあることをいつまでもあいまいにしておくわけにはいきません。医療とお金について、認識を新たにしなければならない時期にきています。

第４章　高齢社会で浮き彫りにされた問題

1．高齢社会を象徴する病気、「認知症」

予備軍を入れて800万人以上！

認知症は高齢者に特徴的な病気と言ってもよいと思いますが、この認知症医療のあり方によって社会全体のあり方までが見えてくるという、高齢社会を象徴するような病気です。

認知症はいったん発症すると、現時点では治すことができません。できることは進行を遅らせることだけです。では、高齢者になるといったいどれくらいの確率で発症するのでしょうか。これまでの調査では、65歳以上の高齢者の7～8％ぐらいだろうと言われてきました。ところが厚生労働省から公表された最新のデータでは、認知症の有病率が65歳以上の高齢者で15％という驚異的なものでした。このデータをもとにして推計すれば、２０１２年時点で４６２万人、それに予備軍を入れると８００万人以上と推測されます。

資料10　認知症高齢者数の将来推計

(単位：万人)

将来推計（年）	平成22年(2010)	平成27年(2015)	平成32年(2020)	平成37年(2025)
日常生活自立度Ⅱ以上	280	345	410	470
	9.5%	10.2%	11.3%	12.8%

注：下段は60歳以上人口に対する比率
出典：2012年に厚生労働省老健局が発表したもの

これまでの認知症に関するデータでは、2010年で要介護認定の申請がなされた日常生活自立度Ⅱ（日常生活に支障をきたすような症状・行動や、意思疎通の困難さが多少見られても、誰かが注意すれば自立できる状態）以上の高齢者の9・5％、280万人が認知症を発症しているとされ、このデータをもとに、2025年には12・8％、470万人が発症すると推定されています（資料10）。これは2012年時点での調査結果ですから、今後どう変わるか予断を許しません。しかも高齢になるほど発症率は高くなりますから、高齢化が進めば進むほど認知症は確実に増えると考えられます。

今では認知症という病名で呼ばれていますが、以前は痴呆と言われていました。2004年に、あまりにも侮蔑的な病名であると問題提起がなされて検討が始まり、2007年頃にかけて名称の変更が行われました。まだ痴呆と言われていた頃は、高齢とともに発症し、進行性の治らない病気で、行動異常が強く出れば、精神病院に隔離入院させるのが一般的でした。高齢者の数もそれほど多くはありませんでしたから、医学的にもあまり興味を持たれず、社会的にも大きな問題となっていなかったので、個別の問題として対応されていました。しかし高齢化が進んで認知症の頻度が増え、家族形態も核家族化の進行によって大きく変わり、家族による介護が困難となってきているという社会背景のなかで、当人はもちろんですが、家族も深刻な事態に直面するということが日常的に見られるようになってきました。とても個別の問題として済ませることができなくなって、社会問題化してきているのです。

認知症の行動異常にどう対応するか

80歳を過ぎると、認知症の発症率は20％以上になります。１００歳以上の人が２０１０年には4万７０００人を超えていますが、１００歳を超えればほとんどの人が、なんらかの認知症の徴候が出ても不思議ではありません。今、男女を合わせた平均寿命は83歳を超えていますから、どれほどの人が認知症になるのでしょうか。近い将来には、予備軍を含めて１０００万人を超えるのではないかとも予想されています。認知症の生涯羅患率は50％、ほぼ2人に1人がかかることになります。このように高齢になると誰もが認知症になる可能性がありますから、いつ自分や周りの人に起こっても不思議ではないのです。

認知症には、主症状の認知障害に加えて周辺症状があります。これは、英語の頭文字をとって一般的にBPSD（Behavioral and Psychological Symptoms of Dementia ＝認知症の行動・心理状態）と言いますが、攻撃的になって周りとトラブルを起こしたり、暴言を吐いたり、あるいは殴りかかったり、大便を弄んだりなどの行動異常や、不安感や不眠などの精神症状が出てくることがあるのです。このような症状が出てきたとき、周りの人の対応はもちろんですが、社会としてどう受け止めていくかということは、これから直面する大きな問題の1つです。今まではそういう行動異常が出ると、すぐに精神病院へ入院させて隔離するというやり方が一般的な治療法でしたが、今では、それはむしろ認知症を悪化させてしまうというのが共通の理解になってきています。とはいえ、家のなかで大声を出す、息子や嫁を泥棒呼ばわりする、などというようなことが毎日続くと、家族はノイローゼ状態になってしまいます。認知症の人のケアのために家庭生活が崩壊したという例はいくらでもありますが、適切な介護や適切な医療を受けることができ、周りが患者本人だけでなく家族をも適切に支えていくことができれば、そこまで追い込まれることはありません。

ケアのやり方によっては、家で人生をまっとうすることができるというなら、そのほうがいいに決まっています。誰もがそうありたいと願っていても、現実は言うほど簡単ではありません。しかし、暗い話ばかりでもありません。認知症の人のケアをどのようにすればよいのか、そのあり方についてのすばらしい例が各地で生まれています。まだ広く当たり前になるというところまではきていませんが、これから各地の成功例に学んで、どんなケアのやり方がよいのか標準的なものをつくり上げ、全国に広げていくことが必要です。これはすばらしいことですが、口で言うのは簡単でも、大変なことです。繰り返しますが、認知症は超高齢社会を考えていく上で避けることのできない象徴的なものです。これまでの社会秩序のあり方を根本から見直し、新しい価値観のもとに、新たな社会システムのあり方を構築しなければ、認知症の問題を正しくとらえて乗り越えることはできないと思います。

例えば、こんな例は極端なものであると思われるかもしれませんが、実際の話です。認知症の人がコンビニでお菓子の袋を破って、その場でムシャムシャ食べ始めたり、レジのところでお金を払った、払わないでトラブルになったりということが、現実に起こっています。そして私もびっくりしたのは、ある銀行の支店長から直接聞いた話ですが、銀行の待合に座って待っている間に、認知症の人がおしっこを漏らして床面に広がってしまったというのです。

そんなときに、店の人はもちろん周りの人たちにも、認知症についての正しい知識と理解がなければ、それこそ大変なトラブルになりかねません。こうしたできごとが日常的に起こり得ることを想像すると、認知症の問題は医学、医療上の問題にとどまらず、むしろ非常に大きな社会的問題であることがよく理解できます。認知症のこのような実態を社会がどのように受け止め、どのように対応していくのか、例えば問題行動を示す人を社会が十分に理解をして受け入れていくのと、トラブルメーカーとして排除していくのとでは、まったく異なった社会ができるのではないでしょうか。

「たとえ認知症となっても、住み慣れたところで、その人がその人らしく最後まで生きてゆくことができる街をつくろう」を合言葉にして、地域によっては家族会を中心にした啓発活動や行政が音頭をとっての地域づくり、街づくりなど、いろいろな取り組みが進んでいます。さまざまな支援体制が試みられ、成果を上げてもいます。また、「認知症サポーター100万人キャラバン」というのがありますが、そのサポーターの数は当初の目標をはるかに超えて、今では300万人以上に達しています。

認知症で精神病院に隔離したのは昔の話

認知症かなと思ったらどうすればよいでしょう。当然のことながら、まずは正確な診断を受けることです。しかし現実には、認知症に対する診療の水準が、地域によって一定に整備されているとは言いがたいところもあり、医療水準を一定以上に上げ、正しい診断、正しい治療、正しいケアのできる体制をつくることが急がれます。認知症は、人によってさまざまな症状を呈することがありますので、関係者は介護の基本的な考え方やあり方を学び、そこで得た知識を共有して、どのような状態にも対応していくことのできる仕組みをつくっていく必要があります。認知症となっても住み慣れたところで人生をまっとうするためには、個人や家族としてはもちろん、地域全体でどうしていけばよいのかなど、総合的な対策が重要です。地域によっては、すでにかなりうまくいっているところもあります。国としても２００５年度を「認知症を知る１年」と位置づけて「認知症になっても安心して暮らせる町づくり１００人会議」を立ち上げ、認知症対策を進めようとしてきています。

認知症は急速な高齢化に比例して確実に増えてきていますから、さまざまなところで、さまざまな問題が顕在化し、混乱が起きています。あそこが悪いこっちが悪いと言っているだけでは、事態は悪くなるばかりです。認知症とそれによる影響についての実態がもっともよくわかり、その影響を直接受けるのは市町村です。まずは市町村の単位で、放っておくと大変なことになると気がついた人たちが、気がついたところから動いて、街を変え、地域を変えていくしかないのです。認知症の人が住み慣れたところで、その人らしく人生を生きることをめざすということは、医学・医療的な問題としてももちろん重要ですが、むしろそれよりも社会的な問題としての意味合いが大きく、つまるところ、その人が住んでいる街、地域をどうするかという問題に行き着くと思います。そのためには、医療関係者や福祉関係者だけでなく、地域のすべての関係者が、高齢者や認知症の人を支えていこうという共通目的を持って連携することが出発点です。とはいえ、連携が重要で欠かせないといくら叫んでも、それだけで連携システムができるわけがありません。医療と福祉だけに限ってみても、育った環境も違えば使う言葉も違いますから、実際にはこれがなかなか簡単ではないのです。もともと生まれも育ちも相当に異なった集団ですから、違って当たり前と言えばそのとおりですが、ここで立ち止まっていてはとても新しい街づくりなどできるわけがありません。しかも、ゆっくりと理解し合ってというゆとりも時間もないほど社会の変化は急だということも、よく頭に入れておく必要があります。

きちんとしたケアと社会の理解があれば、認知症の人を社会の一員として受け入れて、うまく生活していくことは可能です。そういうことがわかってきました。反対に、ケアの仕方が間違っていると、行動異常を起こしてかえって状態を悪くするということもわかってきています。これまでは行動異常が厳しくなると、どうしてよいかわからなくなり、精神病院でもどこでもいいからとにかく入院させて、隔離するということがよく行われていました。しかし現在は、精神病院などに入院しなければならないのは、よほど特別な場合に限られます。正しい治療やケアのあり方について、認知症の人が身近にいる人はもちろんですが、それだけでなく地域全体で、よく勉強して知識やケアのあり方を共有し、認知症を正しく理解していくことが重要です。

認知症ケアのメインは生活支援

認知症はもともと古くからある病気ですが、急速な高齢化に伴って、医療界でも重要な疾患として位置づけられるようになってきました。しかし、それは比較的最近のことで、そのような意味では研究の歴史も浅く、診断、治療、ケアの方法についても、まだ十分に確立されているとは言えません。

したがって、現時点でもっともよい方法を明らかにして標準化を進めながら、同時に問題点を明らかにして研究を進めていく必要があります。認知症は、医学的というよりむしろ社会的な面から、問題が顕在化してきた病気で、高齢化とともに問題は急速に深刻化してきています。国も対策に本気で取り組んでいるとはいうものの、認知症に対する診断や治療の力を持った医師の数がまだ十分ではないことや、認知症の人へのケアの方法が標準的なものとして確立してはいないために、認知症対策を制度として確立することがまだできていません。走りながら考え、考えながら整備していかなければならないところに大きなジレンマがあります。

認知症のケアには医療も介護も欠かせません。しかし、主体となるのは介護です。医療は、医療技術の介入によって病気の状態を改善することを主な目的としています。病気の診断や治療の方針を立てるとき、BPSDを発症してケアが困難になったときなどの節目節目で、必要な役割を果たしますが、出番としてはそれほど多いわけではありません。

一方、介護については身体介護も重要ではありますが、主な役割は生活を支援することです。認知症は進行性の病気ですから、進行すればするほど生活上の障害も大きくなります。認知症の人が日常生活をできるだけ支障なく行うことができるように支援していくためには、身体介護、生活の援助など、生活機能に関わる多くの職種が、連携体制をつくってケアをしていかなければなりません。ここがもっとも工夫の求められるところです。

介護保険では、認知症の人がどんな状態になると要介護と認めるか、一応の基準があります。ただ、判定にばらつきがありすぎるのではないかという批判をよく聞きます。判定基準の問題、判定者の問題など、確かにさまざまな不確定な要因がありますが、これまで述べてきたように、もともと認知症はまだよくわからないことが多い病気で、わからないことがいっぱいあるということも、忘れないようにしなければなりません。

病院中心の医療から開業医中心の医療へ

例えば人口10万人、高齢化率が25％として、その10％が認知症だとすると、患者は2500人いることになります。では、認知症を正しく診断・治療できる医師は何人必要でしょうか。そして認知症のケアを正しくできるチームはどれくらいあればいいでしょうか。

残念ながら、このような質問に正確に答えることのできる裏づけのあるデータはありません。走りながら考え、整備していくしかないというのはこういうことです。現時点で、わかっていること、わかっていないことを明確にし、わかっていることについてはきちんと整理をし、わかっていないことについては科学的な根拠をどうつくっていくか、同時に研究を進めていくしかないのです。

いずれにしても、現在ある医療や介護の資源を最大限に利用していくことは大前提となります。高齢化の進行によって医療も介護も大きく変わりつつありますから、医療や介護を提供する側、特に医師は、このような状況をよく理解し、高齢社会における医療や認知症に対応できるように、自ら率先して変わらなければなりません。

国立長寿医療研究センターでは２００５年から、日本医師会と共同で、認知症のサポート医養成研修を始めました。２０１３年までに開業医を中心に３０６１人が研修を受け、さらにこのサポート医が地元のかかりつけ医の研修を行っています。これまでに研修を受けたかかりつけ医は、３万５０００人を超えています。これまでの病院中心の医療から、これからの医療は間違いなく開業医中心の医療に変わっていきます。そのような意味では医師会の役割と責任は極めて大きいのです。

2. 高齢者医療に関わる社会的問題

増え続ける高齢者の「異常死」

高齢社会がよい社会なのか、よくない社会なのか、それを見るわかりやすい指標の1つとして、異常な死に方をする高齢者が増えているかどうかということがあります。人間の死には、正常な死と異常な死しかありません。正常な死とは病気や老衰による死です。それ以外の死は異常な死と言っていいでしょう。自殺、事故死、他殺、心中、これらはすべて異常な死です。独居で倒れて動けなくなり、そのまま食事もとれずに餓死したり、救急の対応が受けられずに死んでしまうという無縁死、孤独死については、NHKでも特集として報道されました。こういう死も異常な死という範疇に入りますが、確実に増え続けています（118P　資料11）。

これだけで、単純によい社会かどうかと言いきるのは、問題があるかもしれません。しかし、少なくとも異常な死が増えるような社会を、よい社会と言うことはできないで

資料 11-1

東京23区内の自宅で死亡した65歳以上の1人暮らしの高齢者

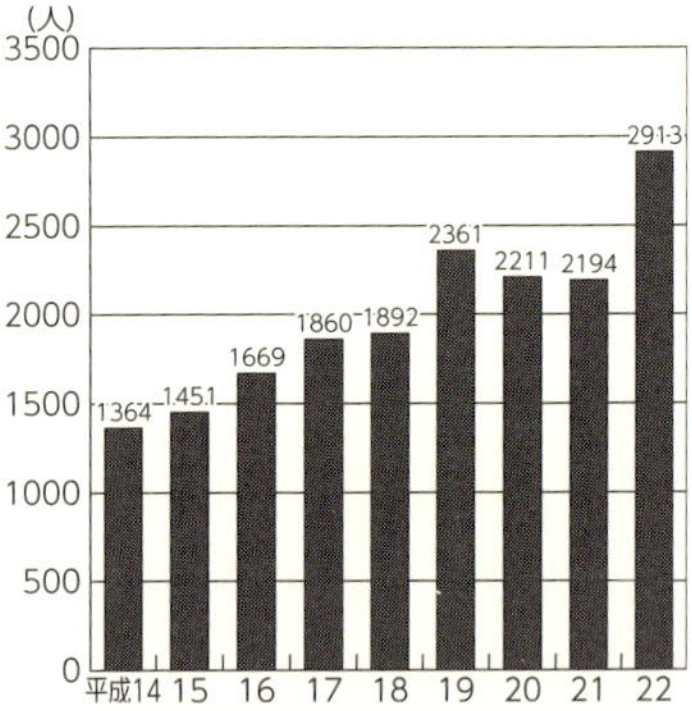

出典：平成 25 年版高齢社会白書

資料 11-2

単身居住者（都市再生機構の賃貸住宅）で死亡から相当期間経過後に発見された件数

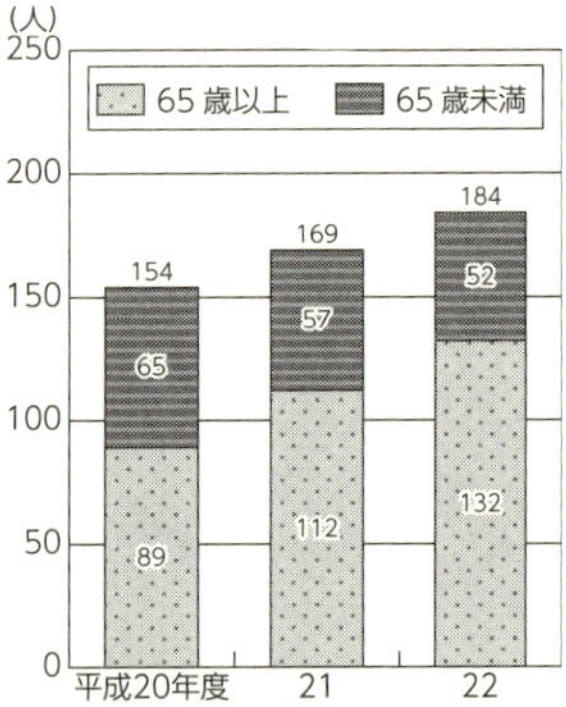

出典：平成25年版高齢社会白書

資料 11-3

孤独死を身近な問題と感じる者の割合

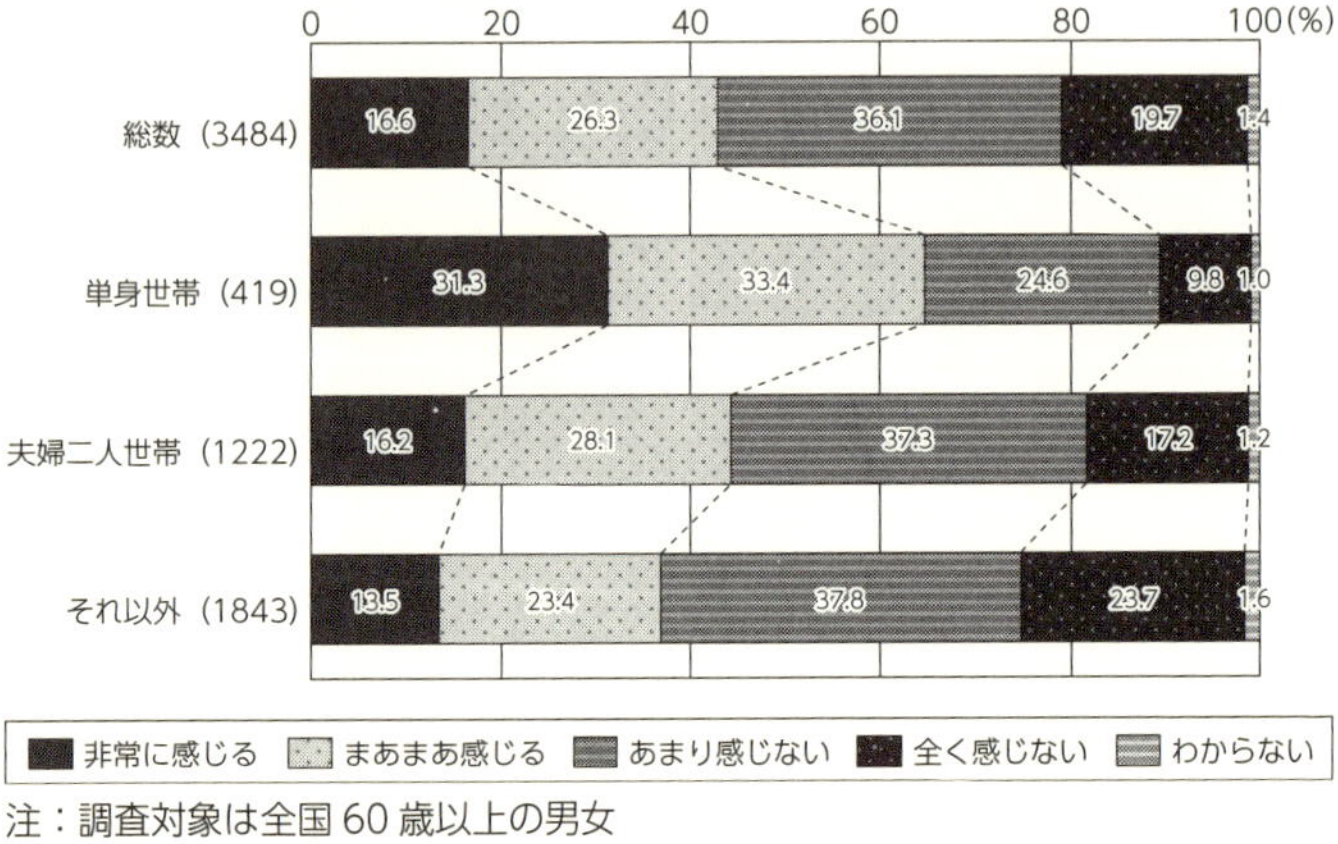

注：調査対象は全国 60 歳以上の男女

出典：平成 25 年版高齢社会白書

しょう。今、高齢化の進行とともに異常な死が増えているのは間違いないことです。高齢者の絶対数も増えていますから、その比率に合わせて一定の増加があっても不思議ではないという意見もありますが、少なくとも人口の増え方に比例して増えているというような見方が通用するような、そんな増え方ではありません。

ただ「治せばよい」という医療は通用しない

人口構造が変われば疾病構造が変わり、疾病構造が変われば医療需要が変わります。医療需要が変わるということは、医療の中身も量も変わるということです。

医療費を見てみますと、２０１１年は38兆５８５０億円超かかっています（１２０Ｐ　資料12）。このうち75歳以上で３分の１、65歳以上では半分以上が使われています。

介護の総費用は、介護保険が発足した２０００年では約３・６兆円でしたが、２０１３年には９兆４４００億円あまりになっています（１２０Ｐ　資料13）。介護保険には障害者も対象に含まれていますが、ほとんどは高齢者で、高齢者の増え方に比例してその費用は確実に増えています。今後は75歳以上の高齢者の増加が著しくなるので、このまま いく限りその傾向がさらに強まることは明らかです。

資料 12 年齢階級別国民医療費

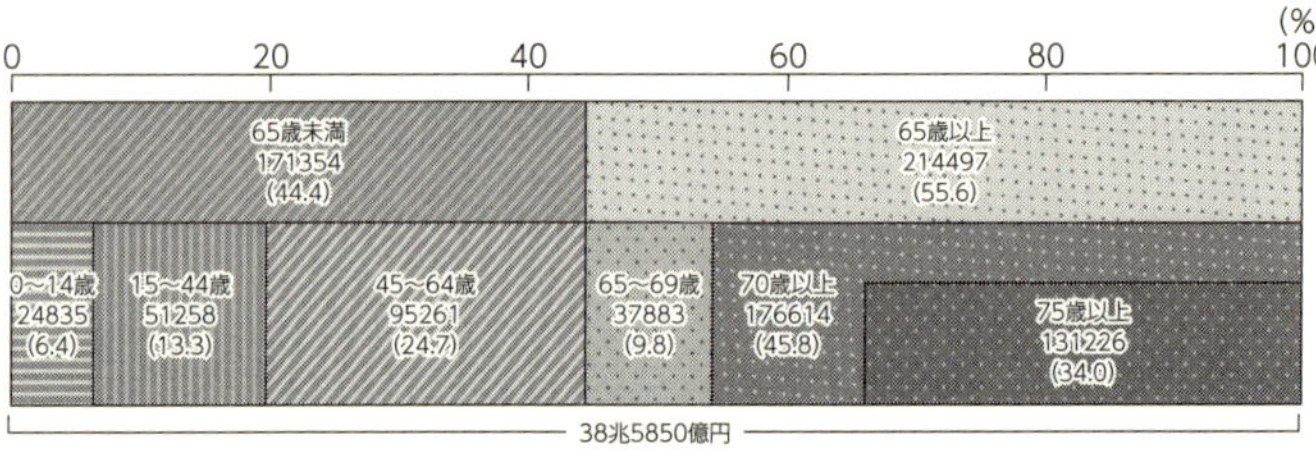

注：カッコなしの数値は億円単位、() 内数値は％
出典:平成25年　厚生労働省「統計情報・白書」の「平成23年度国民医療費の構造」

資料 13 介護の総費用の推移（年間・億円）

2000	2001	2002	2003	2004	2005	2006	2007	2008	2009	2010	2011	2012 (予算)	2013 (予算)
36273	45919	51929	56891	62025	63957	63615	66719	69497	74306	78204	82253	89217	94409

出典：平成 25 年版厚生労働白書

高齢者では、慢性病や終末期の患者が多いと思いがちですが、急性期病院の入院患者の平均年齢が70歳以上というところも珍しくなくなってきています。要するに高齢期では急性期も回復期の患者も、療養期、緩和期、終末期の患者も増えているのです。このような状況にどう対応すればよいのでしょうか。

　高齢期の身体が虚弱化していく老化、その過程に病気が加わって、極めて多彩な病態を示す高齢者。問われているのは、そのような高齢者に対して、どのような医療をどのような体制で提供していけばよいかですが、その答えがそのまま医療費にも影響していくのです。すでに述べましたが、病気には治る病気と治らない病気があります。そして、老化とは加齢によって身体が弱くなっていく過程で、元に戻すことはできません。死も避けられないものです。高齢者の医療ではこうしたことをよく理解し把握した上で、全身を診ていかなければなりません。

批判を承知の上であえて言いますが、ただ治せばよいという医療は、高齢者には通用しないと考えるべきです。延命のためだけに、意識のない高齢者に、徹底した治療をどこまでもやり続けるなどということが許されるでしょうか。今の制度では、保険医療として認められている医療行為は、本人の希望があれば、どんな状況であれ、すべて要求どおりにやるという考え方です。しかし、財源の確保が極めて難しくなってきている状況を考えると、このやり方を続けていけば、本当に治療が必要な人も治療を受けることができなくなり、治せる病気も治せないという事態に直面することになります。そして何よりも保険制度そのものが維持できなくなり、破綻してしまうでしょう。人の尊厳を大切にする医療と、限りある財源をどう有効に使うのかということを真剣に考えれば考えるほど、葛藤を生み、ときに厳しい対立を生みますが、もう、あいまいにしておいてよい状況ではなく、先延ばししたり逃げたりせずに、正面から向き合わざるを得ない時期にきていると思います。

医療サービスの公平な提供と倫理問題

公的な財源で、医療技術サービスをどこまで公平に提供するかという問題は、財源に限界がある以上、常に悩ましい問題で、技術が進歩すればするほど、需要が大きくなればなるほど、深刻になります。いつでも好きなところで、お金の心配をせずに医療を受けることができるわが国の国民皆保険制度は、すばらしい制度だと思います。しかし、保険制度というからには、保険料が医療費を上回り、その保険料を国民が支払うことができるということが、この制度が健全に運営されるための前提条件です。これができなくなれば制度は壊れます。現実はどうかというと、すでに壊れかかっています。必要な医療費のほうが、徴収できる保険料を超えていますから、その不足分を公費すなわち税で補っているのです。特に国民健康保険は慢性的に赤字状態です。このまま続けていけば、公費の負担がさらに増え、すなわち国の借金が増えるということになります。一方、技術は限りなく進歩し、高度になるほどお金もかかります。そして、高齢化により高齢者が増えるだけでなく、価値観の多様化と権利の主張によって、要求もどんどん拡大し、多様化しています。

これは日本に特有の問題ではなく、世界中が抱えている問題です。資源が無尽蔵にはないことなど誰もがわかっていることですから、技術のサービスにも限りがあることは当然です。難しいのは、どの技術をどのような場合に認め、あるいは認めないか、何を基準にして決めていくかということです。技術評価というと日本ではなじみが薄いですが、世界では医療技術はもちろん、新しい技術が社会にどのような影響を与え、それは国、国民にとって利益なのか不利益なのかを、専門家だけでなく社会の問題として評価を行う仕組みをつくっています。なかでも医療技術は人の生死に関わる問題であり、倫理問題と不可分で、人工臓器、臓器移植、遺伝子治療、代理出産、終末期のあり方など、複雑で厄介な問題が多いのです。

倫理上の意思決定のあり方については、アメリカは多人種国家ということもあってか、どちらかというと自己決定、自己責任ということを非常に重要視しています。ところがヨーロッパでは、歴史的な背景にもよるのだろうと思いますが、生命倫理法のようなものを制定して、生命に対する考え方をきちんと規定し、その基準にしたがってものごとを進めていくという方式が多いようです。

欧米では、新しい技術を単に技術の優劣で評価するということではなく、新しい技術の社会での利用は、経済問題と不可分であり、ときに社会問題を生み、政治問題でもあるというとらえ方で対応しており、その評価の結果が制度やシステムに反映されるようになっています。要するに技術の開発とその利用は、今では倫理的な問題にとどまらず、政治的な問題にまでつながっていきますが、日本では開発された新しい技術を社会としてどう扱ったらよいのか、一定の指針が示されていません。臓器移植や代理出産は、社会的に大きな問題となり、しばらくは新聞やテレビをにぎわせましたが、騒ぎがおさまればそれだけのことで、社会全体としてこの技術をどう考えるのかという結論を出さないまま、先延ばしにしているという状況です。国全体として新しい技術をどう評価するかということに組織的、継続的に対応していないのです。このまま行って財源問題がもっと深刻になると、どんな技術がよいとか悪いとか言っているゆとりがなくなって、「お金がないのだからできないものはできない」ということになりかねません。

高齢社会では、特に死と医療技術のあり方については、誰にも例外なく訪れる問題ですから、深刻といえばこれほど深刻な問題はありません。人の生き方、死に方についてはは安易に話すようなことではありませんが、今では技術のあり方が人の生死に大きな影響を与え、ときには人生そのものを変えてしまいます。この国に生まれて育ち、働き、死ぬときに、「なんだったんだ、俺の人生は」とか、「こんな国に生まれなければよかった」というような気持ちで死んでいくとしたら、これほど切ないことはないのではないでしょうか。せめて「まあいろいろあったけど、悪い人生ではなかった」と人生を終わりたいものです。そんなことを考えると、医療技術の取り扱いについてどうするか、きちんとした答えを出さないままでは、安心して超高齢社会に向かうこともできません。

医療難民を出さないために

お年寄り仲間が数人集まると、「病気になって寝込んだらもうおしまいだな。諦めるより仕方がない」といった会話が交わされることが増えていると聞きますし、私も公園のベンチに座っているときに実際に耳にしたことがあります。確かに、医療を受けるにも以前のように気楽に診療所や病院にかかるということが難しくなってきています。特に、家族関係が希薄になっている都会では、高齢者の単身世帯や老々世帯が増えています。そのような世帯で、夫婦の一方が認知症を発症するという状況で何かあった場合、支援体制が十分に行き届いていればいいのですが、そうでなければ診療所や病院に行くこともできません。

こんな状態のときは、どうすればよいのでしょうか。何よりもどの医者、どの病院へ行けばよいのか、適切な情報をどのように得るのかがわかりません。そして次には、誰が、どのような方法で連れていけばよいのかという問題が出てきます。若い頃には当たり前にやっていたことが、当たり前ではなくなります。

経済的な問題も深刻さを増してきています。60歳で定年はよいけれど、そのあとの平均余命は20年以上です。10年分ぐらいの貯金はあっても、20年以上も年金だけでやっていける経済力がある人はどれほどいるでしょうか。保険制度は、所得によって70歳以上75歳未満が2割から3割の自己負担、75歳以上が1割から3割の自己負担となっていますが、現実はこの負担に耐えられずに受診できないという人が増えており、経済の格差が健康の格差、ひいては命の格差につながっています。生きていくのに必要な条件が、その人の責任でなく満たされない場合を難民というなら、日本でも医療難民が増えているということでしょうか。

あえて医療難民という言葉を使いましたが、わが国のこれからの超高齢社会において、医療難民の発生を防止する処方箋をあげろと言われれば、次のようになります。

第一に、動けるうちは働くことのできる労働環境をつくることです。働き続けることが高齢者の健康状態を維持し、生活の安定を生みます。もちろん若いときと同じように働くということではなく、もっと自由に、もっと自分中心に働くことができるような働き方です。

第二に、予防、特に要支援、要介護状態にならないように、換言すれば自立できる状態をできるだけ長く維持できるように、1次予防に力を入れることです。

第三に、老人を総合的に診る老年科医、総合診療医の育成と配置があげられます。何よりも高齢者の全体を診てくれる医者がいるということが、もっとも基本的なことで、高齢者にとって安心のできることです。理由は、高齢者では多くの病気を抱えていることが普通で、それを今までのように個別の専門家がそれぞれ診るというやり方では、全体を診ることができないために弊害が出ることも多々あります。高齢者ではまず全体を診て、治療や手当が必要か必要でないかを区別する、そこから始めなければならないのです。また、経済的な面から言っても、1人の医者に全部診てもらうことができれば、高齢者の負担はずいぶん違ってくるはずです。これまでのようなやり方を今後も続けようとすれば、専門医の数も医療費も、さらに増やしていかなければなりません。

次の世代にツケを先送りしない

これから日本がどのような医療を求めていくのか、その方向を決めていくのは、結局は政治の責任です。どのような高齢社会をめざすのかによって、医療のかたちも変わります。すべての国民が喜ぶような施策は、よほどの経済成長のときを除けば、できるわけがありません。たとえ嫌がられることであっても、それが結局は国民にとって得になるということであれば、断固やるのが政治の使命です。医療とお金の話はまったく相性が悪く、命や健康の問題にお金をからませるのは、医療界ではタブーとされてきました。医療でお金の話を出すと、すぐに感情的になって議論にならないのです。高齢者は投票率も高く大切な票田ですから、高齢者に嫌われるようなことを言えば、選挙で落とされてしまうということを恐れるのもわかりますが、今は国を滅ぼすかどうかという大事なときなのです。

高齢者がこの勢いで増え続ければ、医療・介護問題がどうなるのか、すでに何度も述べてきたとおりです。世界中のどの国も経験したことのない超高齢社会をどう設計するのか、何よりもまず、これからどういう国をつくろうとするのかをはっきりとさせることです。その上で、どのような医療・介護体制を築いていくのかを明らかにすることです。さらに、「高齢者の病気がこれだけ増えると、このような医療・介護がこれだけ必要です。そのためには、人、モノ、カネがこれだけかかります」と日本の現実と将来の予測を示して、これまでの制度や仕組みを根本から変えなければなりません。

やらなければならないことは、高齢者に合った医療とはどうあるべきか、そのあり方をきちんと示し、必要な医療を効率よく提供できるように医療提供の仕組みを変え、これまでのサービスの中身を見直して本当に必要なものとそうでないものとを分け、必要なものを削るようなことは決してせず、節約ができるところは徹底的に節約して、どこまで負担を小さくできるのか選択肢を示すことです。どんな選択をするにしても、誰にもよい方法などないことだけは確かです。もっと言えば、大改革を断行する以上、誰もが痛みを受け容れずにできることなどありません。しかも、もうすでに先送りして済むような状況は越えていると思います。

次の世代にツケを先送りしないようにしよう、とこの頃よく言われるようになりました。まったくそのとおりです。何度も繰り返しますが、限られた財源のなかでやる以上、すべての人に歓迎される方法はないということで、これは政治がしなければならないことです。本気で日本の将来を考えるなら、言葉はこのぐらいにして、行動する、実行することが必要ではないでしょうか。こんなときこそ、真の政治、真の政治家が求められるのだと思います。

日本の特徴は民間病院が多いこと

日本は、1961年に国民皆保険制度をつくりました。貧富に関係なく、いつでも好きなときに、好きなところで、お金の心配をしないで医療を受けることができるというこの皆保険制度が、世界にも希な制度として定着した背景には、経済成長がありました。国民の所得が倍増し、生活水準がどんどん上がっていくというなかで、財源が潤沢に供給されたからこそ、定着してきたのです。

どんな医療を、どういう診療形態で提供するかは、医療側の自由な裁量に任せられ、いわゆる医療内容とその機能や役割の配置に関しては、国が干渉するということはしてきませんでした。しかも、当初は病院数にも病床数にも制限を設けなかったため、気がつくと世界一の病院数、病床数を誇るところまで増え続けてしまいました（131P　資料14）。一時、経済成長を背景に、あらゆる自治体がそれぞれ自前の病院を持つことを目標にしたため、公的な病院の整備が急速に進んだことも病院の建設に拍車をかけました。それでも病院全体の70％は民間の中小病院が占めており、これほど民間病院が多いことも、日本の特徴です（132P　資料15）。

資料 14-1　日本と欧米諸国の病院の国際比較

	病院数	人口10万人あたりの病院数	1病院あたりの病院職員数（常勤換算）	病院病床数	1病院あたりの職員数（常勤換算）
アメリカ	5756	1.9	832.3	946997	5.1
フランス	2890	4.8	−	456452	−
ドイツ	2166	2.6	419.1	707806	1.3
日本	8943	7.0	191.0	1626589	1.0

注：数字は 2005 年のもの。ただしドイツは 2004 年、日本は 2006 年の数字。

出典：OECD Health Data 2008

資料 14-2　OECD 諸国の病床数

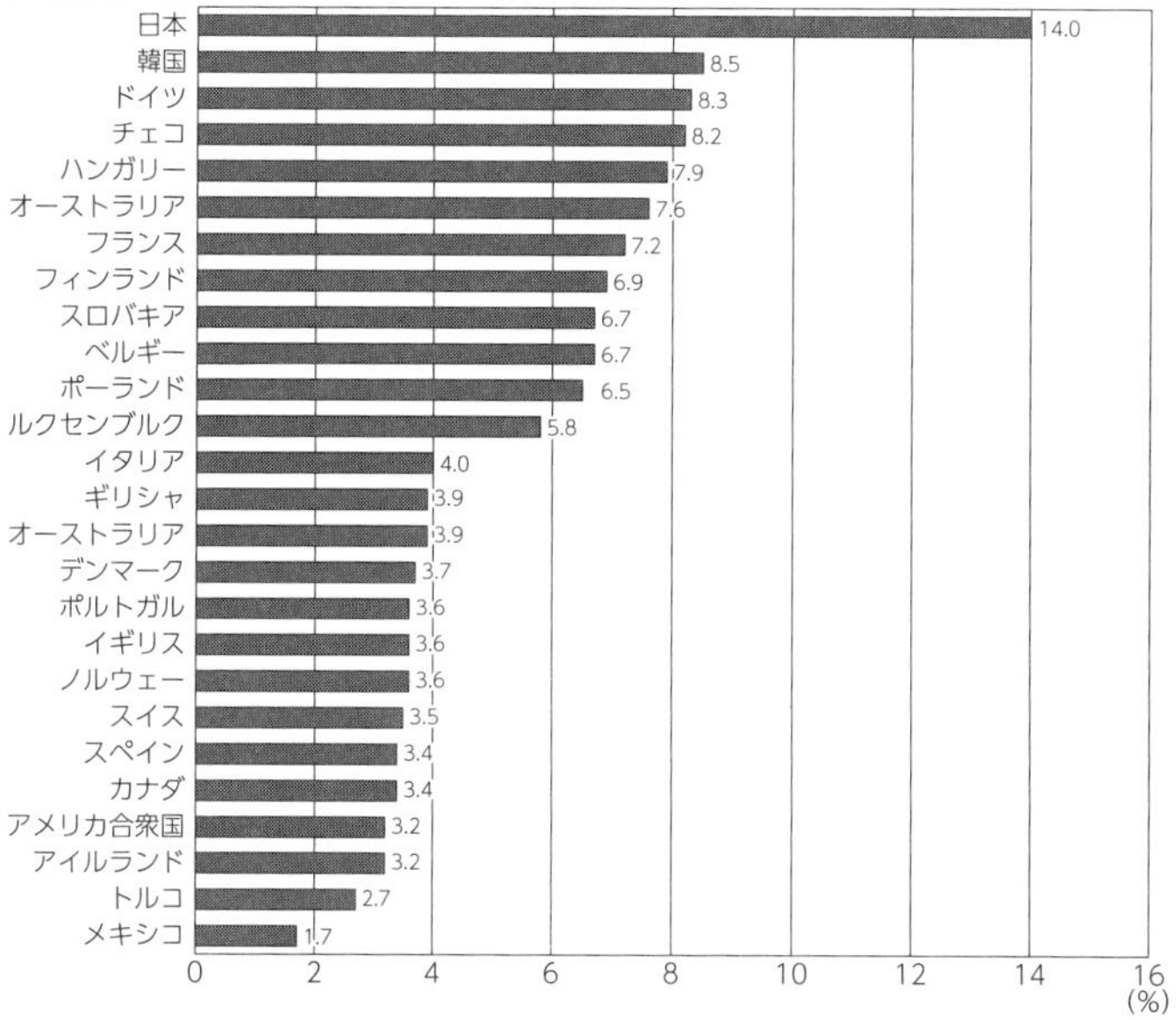

人口 1000 人当たりの病床数は 14.0 と、他の OECD 諸国に比べて大幅に多くの病床を有している。

注：数字は 2006 年のもの。

出典：OECD Health Data 2008

資料 15 開設者別に見た施設数

各年 10 月 1 日現在

	施設数		対前年		構成割合 (%)	
	平成24年 (2012)	平成23年 (2011)	増減数	増減率 (%)	平成24年 (2012)	平成23年 (2011)
病院	8565	8 605	△ 40	△ 0.5	100.0	100.0
国	274	274	–	–	3.2	3.2
公的医療機関	1252	1 258	△ 6	△ 0.5	14.6	14.6
社会保険関係団体	118	121	△ 3	△ 2.5	1.4	1.4
医療法人	5709	5712	△ 3	△ 0.1	66.7	66.4
個人	348	373	△ 25	△ 6.7	4.1	4.3
その他	864	867	△ 3	△ 0.3	10.1	10.1
一般診療所	100152	99547	605	0.6	100.0	100.0
国	586	585	1	0.2	0.6	0.6
公的医療機関	3626	3632	△ 6	△ 0.2	3.6	3.6
社会保険関係団体	558	581	△ 23	△ 4.0	0.6	0.6
医療法人	37706	36859	847	2.3	37.6	37.0
個人	45645	46227	△ 582	△ 1.3	45.6	46.4
その他	12031	11663	368	3.2	12.0	11.7
歯科診療所	68474	68156	318	0.5	100.0	100.0
国	3	3	–	–	0.0	0.0
公的医療機関	284	280	4	1.4	0.4	0.4
社会保険関係団体	12	12	–	–	0.0	0.0
医療法人	11481	11074	407	3.7	16.8	16.2
個人	56378	56481	△ 103	△ 0.2	82.3	82.9
その他	316	306	10	3.3	0.5	0.4

出典：平成 24 年（2012）医療施設（動態）調査・病院報告の概況

　このように医療の中身と診療のあり方については、すべて医療側の自由裁量に任せられてきましたが、このことが、高齢社会となって医療の大きな転換が求められるようになった今、逆に大きな障害となって浮上してきているのです。しかし、日本は特徴ある方法で世界一の医療提供の仕組みをつくってきたのですから、その特徴を生かしながら、このピンチをどう切り抜けていくのか、日本の本当の力を示すときだととらえれば、力が湧いてこないでしょうか。世界に例のないやり方で平均寿命世界一という、世界一の成果を上げたのなら、世界に例のない医療提供のあり方で、世界一満足度の高い高齢社会の医療提供体制をつくり上げることだってできないわけがない、私は本気でそう思っています。

第5章　対談『超高齢社会を展望する』

対談1　建築と医療が出会う街づくり

東京大学准教授（建築計画）大月敏雄氏×大島伸一

対談2　高齢になっても働ける仕組みづくりを

慶應大学商学部教授（労働経済学）樋口美雄氏×大島伸一

対談1

建築と医療が出会う街づくり

東京大学准教授（建築計画）大月敏雄氏×大島伸一

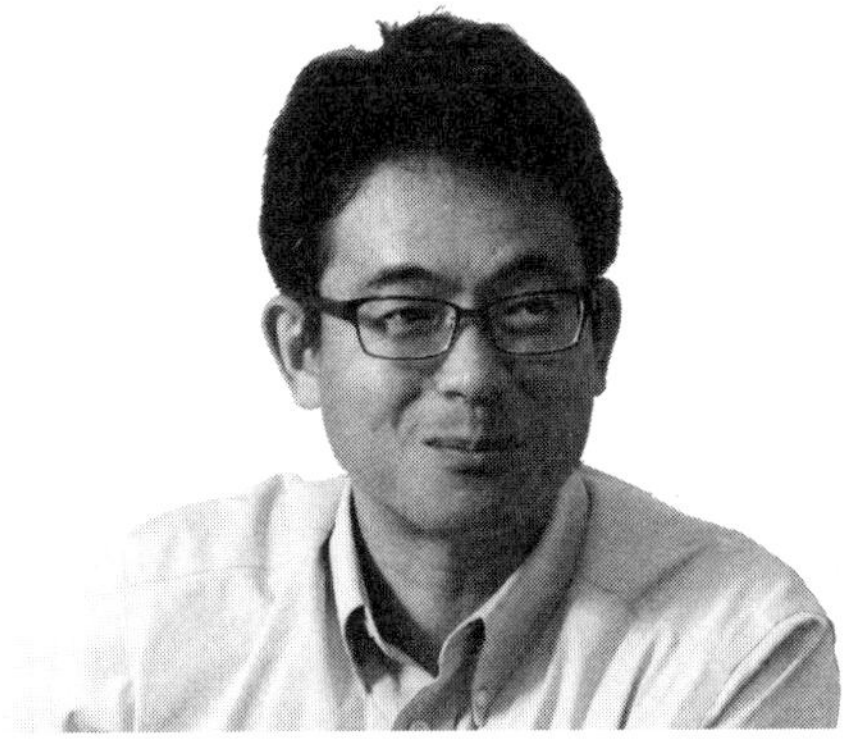

大月敏雄（おおつき　としお）

1967年生まれ。1991年東京大学工学部建築学科卒業。1996年東京大学大学院博士課程単位取得退学、博士（工学）。同年、横浜国立大学工学部建築学科助手。1999年東京理科大学工学部建築学科助教授。2008年より東京大学大学院工学系研究科建築学専攻准教。専門は建築計画、住宅地計画

○公職

岩手県大槌町災害公営住宅整備検討委員会委員長など

○受賞歴

2004年助成研究選奨（財団法人住宅総合研究財団）「伝統的家屋の現代的解釈にもとづく地域型居住の提案～茨城県美野里町長屋門屋敷実態調査を通して～」。2007年都市住宅学会賞・著作賞「集合住宅の時間」

○著書

『集合住宅の時間』（王国社／2006年）

『奇跡の団地　阿佐ヶ谷住宅』（共著・王国社／2010年）ほか多数

超高齢社会の街はどうあるべきか。建築計画が専門の大月敏雄氏は、時代の要請に合わせて次々に街をつくり替えるのではなく、街自体が新陳代謝をしていけるような街づくりを提言しています。そのためには、住民の暮らしや動きを注意深く観察しなければならないと説きます。

ニュータウンの限界集落化

大月　例えば、ある団地の限界集落化の問題というと、身寄りのない高齢者が1人住まいをしている、あるいは老々介護で疲弊している、孤独死が頻繁に起きるといったイメージです。昭和30年代に建った公団住宅では、確かに80歳を超えたおじいちゃん、おばあちゃんがたくさん暮らしていますが、移動時間30分圏内にこの人たちの家族が近居し、週1回は家族の誰かが様子を見に来るということが実際にはある。そこを見ずに、あの公団住宅は限界集落化しているから、「さあ、建て替えだ」と都市計画が進む。地域のなかで、人がどのように暮らし、行き来しているのか、地域での家族の住まい方を関連づけて見ないと、非常に無駄なことをやってしまう可能性がある。これが現代の住宅政策の問題の1つです。

大島　これまでは、あるとき大きな団地がポンとできたということが、街づくりや地域振興のあり方であったように思います。それを推進する行政やデベロッパーもハード先行で考え、建物があれば、そこに自然と人間の生活が生まれるように感じていた。しかし大月先生のお話をうかがうと、これからはハードだけではなく、住まい方というソフトをより重視する必要がありますね。

大月　大都市近郊にニュータウンをつくったわれわれの大先輩に、こう質問したことがあります。「この街が新陳代謝していかなかったら、最後には老人団地あるいは限界集落化する。そのことを予測しなかったのですか」と。すると彼は、「シミュレーションはやった。しかし、ここに住む人が子どもを産み、住み替えをしてこの街を出て行く。そうした新陳代謝が自然に起きると想定していた」と答えました。

建築学者の上田篤氏が、１９７３年に〝サラリーマンの住宅遍歴〟を描いた「住宅双六」という絵があります。これは人の一生がベビーベッドからスタートし、大人になると分譲マンションを購入、最後は郊外庭付き一戸建てを購入するのがゴールというものです。この「住宅双六」は新陳代謝が起こる前提で考えられています。

大島　なるほど。非常に乱暴な言い方をすると、あるニュータウンをつくろうとデベロ

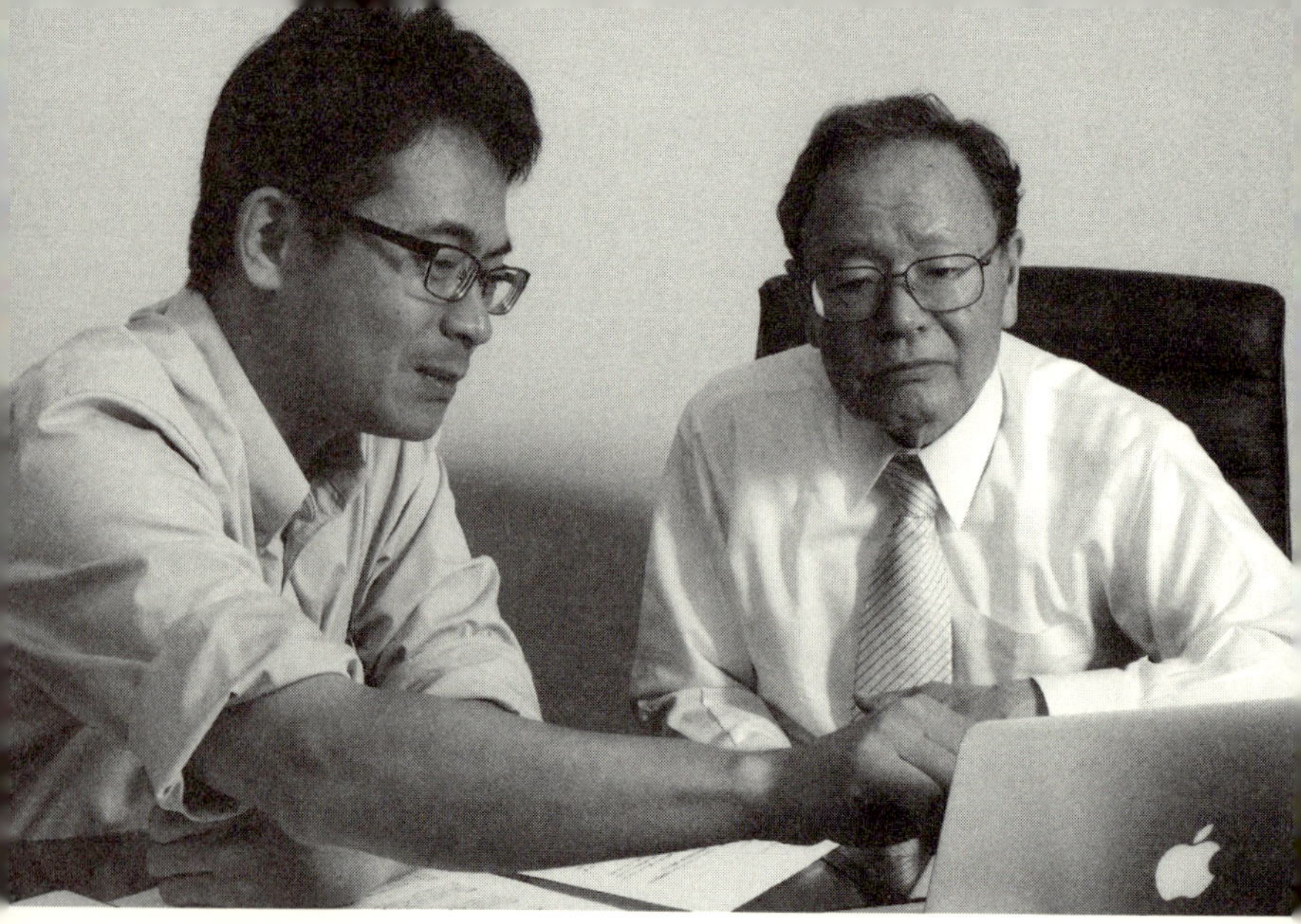

ッパーが考えたとき、鉄道の沿線で徒歩15分の場所に格好の土地がある。「じゃあ建てちゃえ」と。つまり、大月先生の大先輩も考えていなかった街の成熟、高齢化、住み替えができない経済状況、これらを考慮してこなかった。住宅政策ばかりでなく、計画立案する側が1人の人間のライフスパンやライフスタイルに思いを馳せることができなかった。このことに問題があるということですね。

総論賛成、各論反対の壁

大月　もう1つの問題点は、高齢者を大量に収容し、大量ケアの提供を是とする「施設」のあり方です。箱をつくって、人間が生活する最低限の広さのなかに高齢者を入れ込む。

つくる側は、箱自体にはいろんなサービスを付けているから機能的で、きちんとケアもしていると主張します。しかし、そこで本当に人生の最期を迎えたいかといえば、多くの人はノーでしょう。ただ、ノーといえない状況にある人を収容するための施設だから、施設の存在は許容される。そこには住まい方や生き方、死に方という人間の尊厳はカウントされていません。

大島　高齢化が急速に進むなかで、高齢化という事実を基本に据えた視点から街や住宅を見てみると、それぞれの人の生活、生き方をとても重視しているようには思えません。そして、個人の希望や思いを個人で実現することが、極めて難しくなっている。つまり、これだけ社会が大きく高齢化にシフトすれば、社会のあり方が一体何をめざすのかが第一に語られ議論されるべきだと思うのです。この全体像がまずあって、次に街づくりがあり、そして住まい方がある。そのなかで人としての生活を考えなければならない。

大月　本来はそうあるべきです。しかし、まだまだ気づきには至ってはいない。地域で開かれる街づくりの会などに参加すると、総論としては「住み慣れた街で助け合いがあり、高齢者が死ぬまで暮らせる街がいい」とみな賛同する。「そのためには街の真ん中にグループホームをつくって、手厚い介護を可能にする必要がある」。ここまではいいんです。しかし、「じゃあ、あなたの家の隣が空き家になっているから、そこにグループホームをつくりましょう」というと大反対する。まさに総論賛成、各論反対です。NIMBY「ノット・イン・マイ・バックヤード（Not In My Back Yard）」という言葉がありますが、これは、「必要は認めるが、俺の家の裏にはつくってくれるな」ということです。日本ではこのNIMBYの代表選手が、高齢者施設、幼稚園、保育所、託児施設です。

大島　地域住民でも社会的な許容性に目覚めていないのが現状ですね。大月先生のお話から、住まい方、街のあり方について大きなヒントをいただいた気がしますが、いま先生があげられたNIMBYの代表選手は、これからの超高齢社会にとっては必須のアイテムです。何が何でもつくっていかなければならない。地域のなかにこういった施設をつくるという方向性を打ち出し、地域住民の納得のもと〝街を創る〟にはどういうコンセプトなら可能なのか、それが求められています。

地域の先進例、その智恵に学ぶ

大月　結論から言えば、超高齢社会対応に真摯に取り組んでいる先進的な事例に学ぶしかないと思っています。東京・町田市のある団地では、高齢化が進み、認知症のお年寄りが次第に増えてきました。この危機感から、自治会や犬を散歩させる会といった地域のいくつかのグループで、それぞれ自主的に認知症サポーター養成講座を受ける人々が多くなっていきました。街なかで認知症らしき人を見かけたら積極的に声をかけ、できる範囲でお手伝いするというものです。実際に街で迷いそうになっている人を助けたという話をいくつか聴くことができました。地域で多くの人がこうした取り組みを実践したら、お年寄りに親切な町が次第にでき上がります。こうした地道な取り組みが地域住民の超高齢社会に対する知識レベルを高め、ビヘイビア（問題を理解し解決に向かう姿勢）を生み出すもとになると考えています。

大島　ビヘイビアでいうと、みなさんにぜひ知っていただきたいのは、高齢者の病態と健康維持の方法です。高齢者は1つの臓器が病気になるのではなく、全身病がその真の姿です。高齢期はたとえ病を抱えていても、自立、自活ができるかどうかが問題であり、高齢者の健康維持に重要なのは自立機能です。つまり高齢者医療の目標は「徹底的に治す」のではなく、「いかにバランスよく保つか」なのです。超高齢社会では大月先生の言われるように、地域での住まい方、いかにＮＩＭＢＹを許容させるかに加えて、高齢者が自立・自活するための支援も大切です。

大月　私は住み慣れた街で一生を終える、住み慣れた街がきちんと高齢化の対応をする。地域で生きるという概念が、日本人にはもっともフィットすると考えています。ある地域が過疎化する、シャッター商店街が目立つ、孤独死が増えるなど、ダメなことばかりが取り上げられますが、地域こそ智恵の源泉です。先進的な高齢化対応の地域に学ぶ。これがかつて日本を一律に活性化しようとした街づくりの考え方への反証と言えると思います。

大島　日本は確かに超高齢社会に向かっていますが、そこには高齢者ばかりがいるわけではありません。高齢者の比率は高いが、全世代がそこにいる。これが大事です。全世代が持続可能に生き抜いていける世の中を、住まい方、医療の両面から協働して考えていくことが重要だと思います。

対談2　高齢になっても働ける仕組みづくりを

慶應義塾大学商学部教授（労働経済学）樋口美雄氏×大島伸一

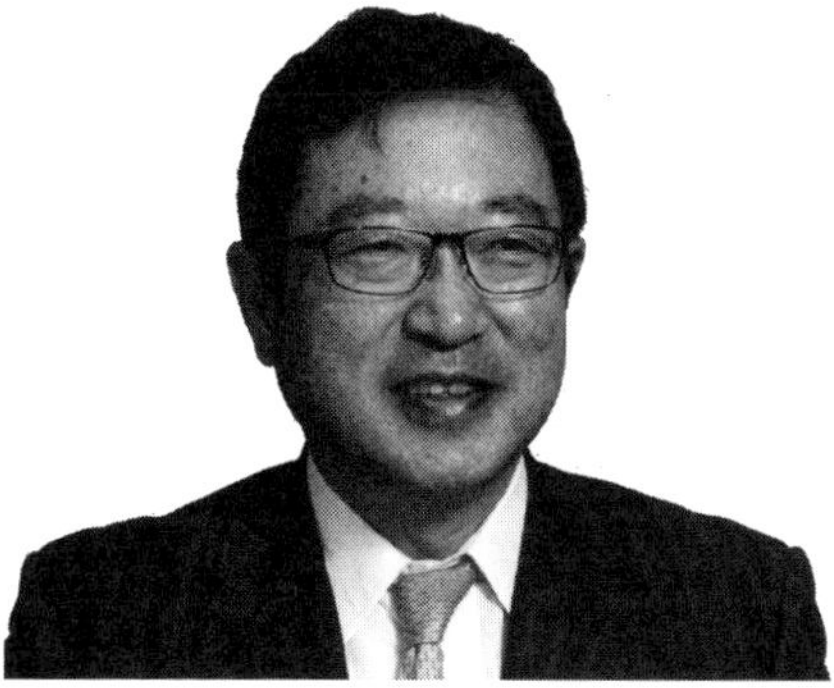

■樋口美雄（ひぐち　よしお）
　1952年生まれ。1980年慶應義塾大学大学院商学研究科博士課程修了。コロンビア大学経済学部客員研究員を経て、1991年より慶應義塾大学商学部教授。専門は計量経済学・労働経済学。2009年〜2013年9月同大学商学部長
○公職
日本学術会議会員（経済学委員会委員長）。厚生労働省労働政策審議会会長。内閣府統計委員会委員長。前日本経済学会会長ほか
○著書
『貧困のダイナミズム－日本の税社会保障・雇用政策と家計行動』（共編著・慶應義塾大学出版会／2010年）
『非正規雇用改革－日本の働き方をいかに変えるか』（共編著・日本評論社／2011年）
『ワーク・ライフ・バランスと家族形成－少子社会を変える働き方』（共編著・東京大学出版会／2011年）ほか多数

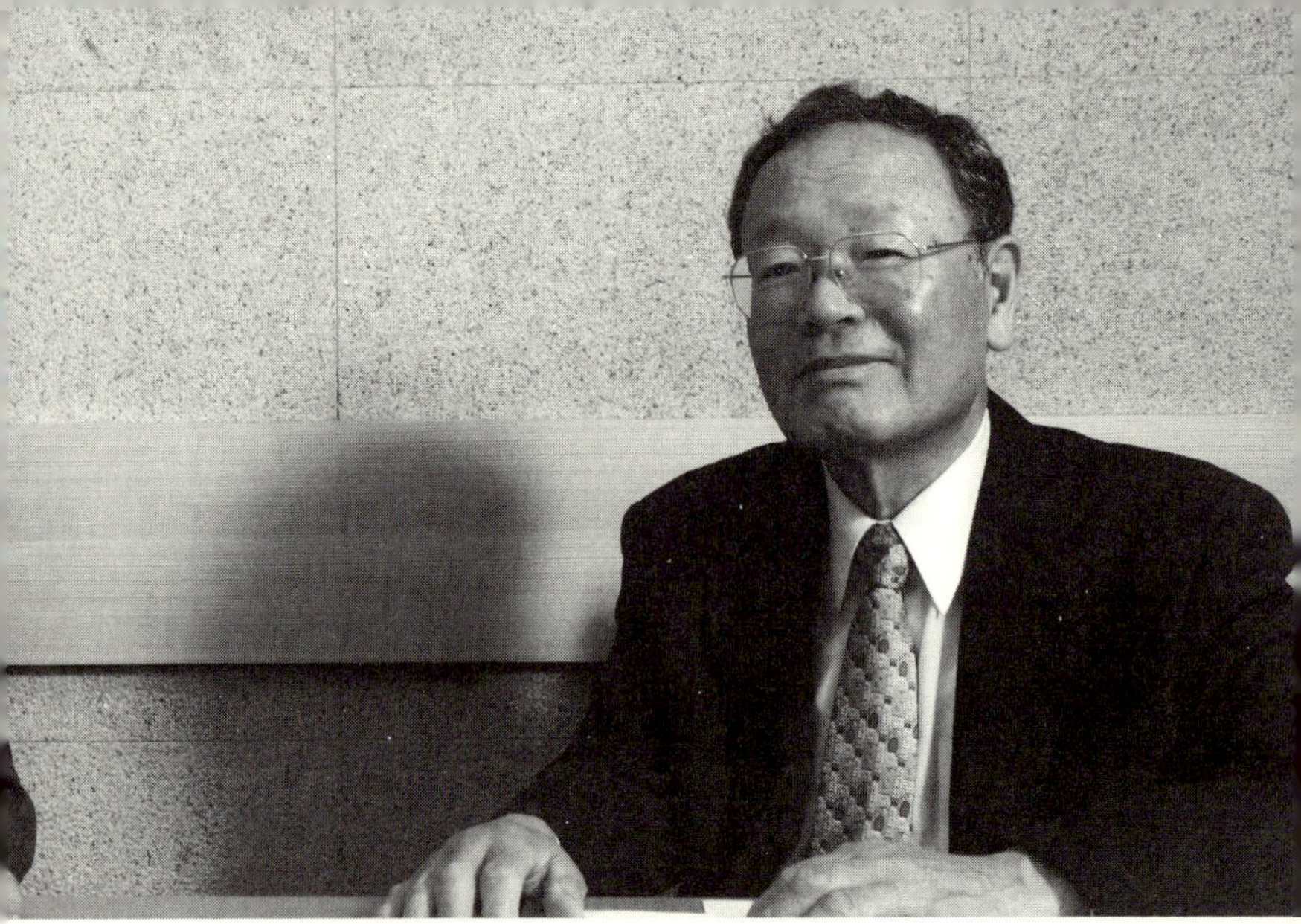

女性も男性も年齢にとらわれることなく、誰もが能力を発揮できる社会の実現をめざすことが不可欠と語る経済学者・樋口美雄氏。超高齢社会の社会保障や税制について、高齢者の働く意欲を削ぐような制度であってはならないと持論を展開します。

健康寿命の延びに応じて働く期間も延長を

樋口　２０３０年以降の日本の人口は年齢構成が大きく変わり、高齢者比率が相当高くなる社会です。社会保障人口問題研究所の人口推計では、２０１０年の65歳以上の高齢者比率は22・８%ですが、２０３０年には32・９

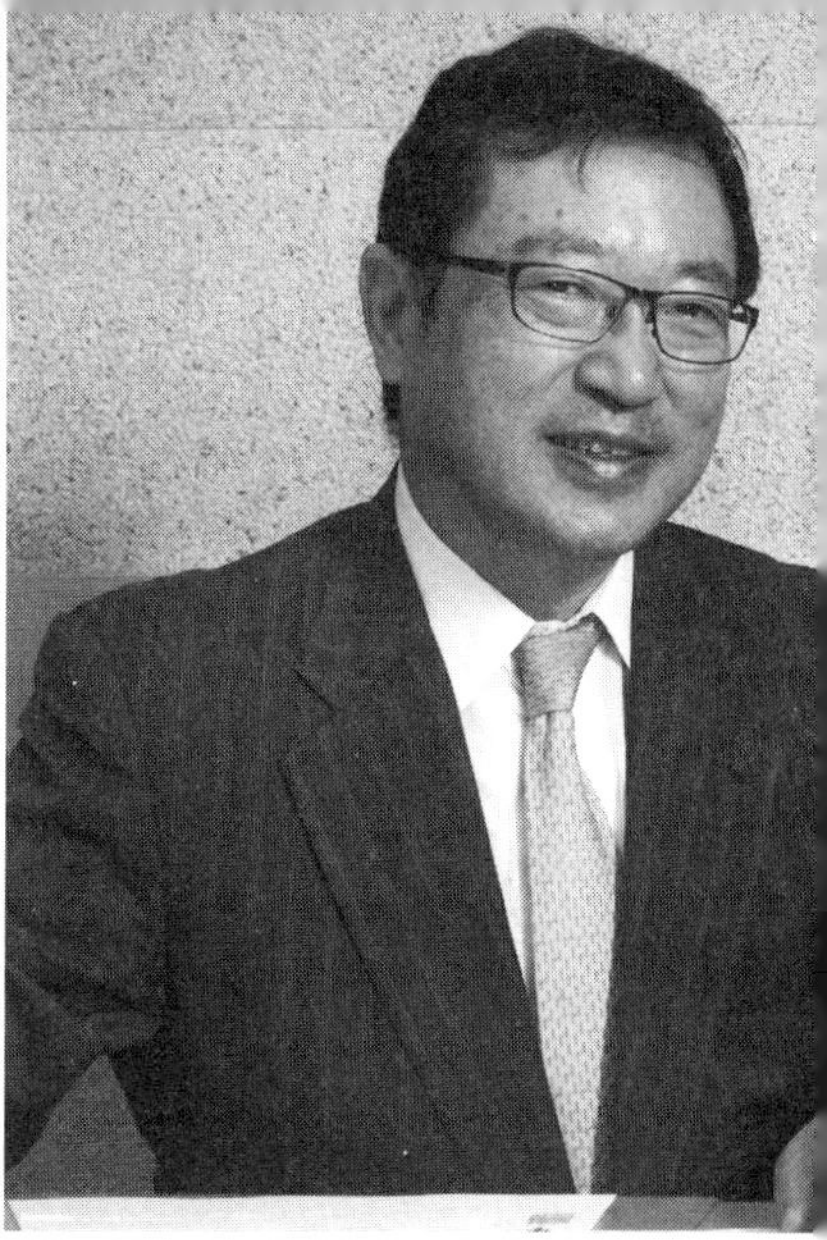

%、２０６０年になると39・９%となり、約４割が65歳以上です。しかも60～69歳の人口は減少する一方で、70歳以上は増加すると見込まれます。そうなると高齢者でも支えられる側ではなく、支える側になってほしいという要望が生まれます。

また、昔に比べて平均寿命は延びています。１９５５年に63・６歳だった男性の平均寿命は、１９８０年に73歳となり、現在79・６歳です。しかも２０４０年に82・８歳、２０６０年には84歳と、今後も延び続けると見られています。つまり60歳で引退すると22～24年先の生活を考えなければなりません。自分で賄えない場合は年金や社会保障に依存することになり、そうした人が増えれば国も支えきれませんから、健康寿命の延びに応じて、働くスパンも延ばす必要があります。

大島　鎌倉時代の吉田兼好から戦国時代の信長までの２００年で、40歳だった寿命が50歳に延びたのに対し、１９６５年頃からわずか30年足らずで10歳延びたことは驚くべきことです。今の状況を見れば、人は75歳を超えた頃から徐々に虚弱化が進んでいます。

さまざまな予防策で虚弱化をどこまで抑えられるかは今後の課題ですが、介入により一定の効果があることはわかり始めています。少なくとも65歳を高齢者とする根拠はうすく、75歳以上を高齢者とするのが生物学的にも社会的にも妥当性があります。

65歳以上、あるいは定年になったら高齢者というのは、むしろ社会が決めたことです。1次産業が中心だった時代は、平均寿命に関係なく、人は動けるうちは働いていました。2次産業が主流になって以降、人間の側ではなく、社会の側の都合で引退の年齢を決めてしまいました。

樋口　ご指摘のように、定年や引退は社会がつくった慣習、制度です。農業や自営業では何歳で引退するかは体力的な限界などを考慮して自ら決めています。戦後しばらくの間は、55歳定年制の企業が多く、1955年頃の男性の平均寿命は63歳で、55歳からの8年間を老後と考えれば、ほぼ経済的には賄うことができました。しかし、現在は当時よりもはるかに寿命が長くなっているにもかかわらず、定年は60歳と当時から5歳しか引き上げられていないわけです。

一方、働く側は健康なので、もっと長く働きたいという人が多い。その結果、会社と働く側の間に齟齬が生まれてきたために、2013年4月、政府としては「働きたい希望者は全員働けるようにせよ」という趣旨の高齢者雇用安定法の改正に踏み切ったわけです。

また、会社は個人ごとにその人の生み出す価値に見合った給与を払えば、何歳まで働いてもらってもいいわけです。職業能力が衰えてきたのならば、処遇を下げればいいだけなのですが、現行の賃金制度は個々人の能力にマッチするようになっていません。年功賃金だと、年齢が高まればその人の生み出す価値以上に企業は賃金を払うことになり、その結果、会社としては早く終止符を打ちたい、つまり、その終止符が定年だというわけです。

今回のいろいろな制度や法的な変更で、おそらく給与体系にも大きな変更が求められることになるでしょう。同時に高齢者になっても意欲を向上させ、職業能力を高めることについても変更を求めていくきっかけになると思います。

働くことが損になるような制度は見直しが必要

大島　60歳を過ぎても働ける高齢者をつくるために必要なことは、介護予防をどうしていくかということに尽きると思います。そのためには、まず、とにかく動くこと。それから人と付き合うこと。要するに社会との接点を欠かさないということです。働くことも1つの選択肢だし、また、ある程度蓄えがあれば、働かずにボランティアをするということでもいいでしょう。つまり、多様な選択肢があるほうがいいということです。ただ、そうした時期を経て、人は例外なく虚弱化していきます。これは誰でも避けられないため、そうなったときにどうするかというところまで考えて、人生を設計する必要があります。それは、個人だけでなく、社会としても考えるべき課題です。

樋口　高齢者の生活を支える社会保障は年金です。現在の年金制度は、正社員として長期間働くか、それとも完全に引退して年金をもらうのかという二者択一の制度です。人の肉体的、精神的な衰えが徐々にやってくるのであれば、労働時間や仕事内容を選んで働ける多様な働き方があるべきでしょう。また、年金制度ほか社会保障制度についても、働きながら生活していくためにはどういう制度が必要なのかを考えるべきです。働く意欲が削がれるような社会保障制度や税制であってはいけません。

大島　社会保障制度は、どのような生き方をしてきたにせよ、生き方によって差をつけるのではなく、最期は誰にでも支援するという制度であるべきでしょう。そこを制度として担保することに集中すれば、お金の使い方ももっと明確になるのではないでしょうか。近年は診療技術が飛躍的に進歩し寿命が延びていますが、それによる新たな問題も生まれています。

樋口　確かに医療の発展には、逆に不確実性を高めているという面があります。医療が発達していない段階では、脳溢血で倒れれば、そこで終わりでしたが、医学の発達が延命につながっている。それ故に社会保障制度でそこをカバーしないといけなくなっているわけです。また、どうしても働くことができない人、医療が必要な人たちに給付することは当然ですが、一方で働くことが損になるような制度は、やはり見直しが必要であり、引退する時期によって損得が生じない制度にすべきでしょう。

高齢者は地域改革のリーダーに

大島　これまでは横並びの給与制度や定年など、日本式システムが成功してきましたが、今それが手かせ足かせになっています。超高齢社会になり、日本の人口が1億2000万人から8000万人台にまで減ることが予測されるなかで、人口の増加を前提につくられた社会インフラをどう維持していくのか、考えなければなりません。

樋口　全体が減少するだけでなく、地域によっては人口の差が極めて大きくなると見られています。したがって、高齢者が自分の健康状態や能力と照らし合わせて働く「マッチングシステム」を地方ごとにつくっていく必要があります。ここで重要になるのが、リーダーです。リーダーとなれる人材がその地域にいるか、いなければ、どう確保するかが課題となります。

大島　このリーダーに高齢者がなる可能性は十分にあります。いろいろな経験を持つ高齢者層は、いわば人材の宝庫でしょう。そうした人たちと仕事をマッチングすれば、新しいことが生まれる可能性もあります。

樋口　その好例が島根県・隠岐の島の海士町《あまちょう》です。ここの町長は母親の介護のために52歳で島にUターンし、町議会議員を務めた後、町長に就任しました。町の財政難を解消するため、自身の給与を50%カットするなど、歳出削減に努めるとともに、地域資源を活用して観光振興や商品開発などを進めました。結果、Uターン、Iターンが大幅に増え、さらに、そうした人たちが新しいアイディアで新しい産業を興し、若い人も増え、町の活性化に大きな貢献を果たしています。こうした地域ごとの主体的な活動を支援することこそ、国が果たすべき役割だと思います。

第6章　どんな社会をめざすのか

1．長生きを喜べる社会への構造転換

今の75歳は10年前の65歳と同じ体力

私たちはどのような社会をめざせばよいのでしょうか、そしてそれは実現可能なのでしょうか。

目には見えにくいのですが、変化は確実に進行しています。このまま成り行きに任せてある時点を越えてしまえば、何をしても元に戻ることは不可能で、落ちるところまで落ちるということを覚悟すべきです。何度も繰り返しますが、どういう高齢社会をめざすのか、国のかたち、社会のかたちを描き、総合計画を立て、それに向かって総力をあげて行動するしかありません。

そもそも、よい高齢社会とはどんな社会なのでしょうか。

小泉元首相は、2期目の施政方針演説で「長生きを喜べる社会の構築」をめざすと述べました。私は、すばらしい国のかたちだと、感動しました。しかし、どんな社会なら長生きを喜べるのか、どうすれば長生きが喜べる社会になるのか、熟読してみましたがよくわかりません。科学技術の進歩・発展と産業の振興の先にそれはあるようですが、それ以上のことには何も触れていないため、よく見えないのです。小泉政権は結局、具体的なかたちも、そこに至る計画も示すことなく、すばらしい言葉だけを残して終わってしまいました。大いに落胆しましたが、それでも私が知る限りでは、超高齢社会を迎えて一体どのような国や社会にしていこうとするのか、言葉だけでも示したのは小泉元首相以外にはいません。

超高齢化に伴う、とても歓迎することなどできない事件が毎日のように報道されており、次はわが身かと現実感を伴った不安が広がってきています。こんな状況になっても、一体どんな高齢社会にしようとするのか、モグラ叩き的な対策は立てられても、日本の国のかたち、超高齢社会のかたちをどうするのか、そのグランドデザインが見えてこないのです。こうなったら自分で考えてみるより仕方がありません。

「長生きを喜べる社会」とは、長生きを歓迎できる社会です。長生きをしたいというのが人類共通の願いなら、それを世界で最初に実現した日本はすごい国です。私は本心でそう思っているのです。それだけに「長寿の実現は、実はとんでもない間違いであった」と終わらせるわけにはいきません。

前述したように、公的な会議の場で「長生きにどんな意味があるのか」といった長寿社会を疑問視する発言がなされることもあります。気持ちはわからないわけではありません。しかし、そんなことを問題にするなら、個人的な場でやってもらうか、そうでなければ長寿社会を実現する前に議論すべきことです。現実にこれだけの長寿社会を実現してしまったからには、しなければならないことは長生きをどのように意味のある社会にするか、それしかありません。

高齢長寿社会では、高齢者を「社会的負担を増加させる元凶」ととらえがちですが、高齢者の持つ力を決して過小評価してはいけません。考えてみてください。今の60歳の人で、よぼよぼの人がどれほどいるでしょうか。定年制度で職を離れたとはいえ、それぞれの分野で卓越した能力を発揮してきた人たちです。その能力は高齢社会の最高の財産であり、最高の資源と考えるべきです。

「長生きを喜べる社会」を高齢者のための社会と考えるのは間違いです。若い人たちが高齢者を迷惑がっているのに、高齢者だけが幸せな社会——、そんな社会はあり得ません。長生きを喜べる社会とは、全世代が喜べる社会でなければならないのは当然のことです。

では、「長生きを喜べる社会」とはどんな社会なのか、もう少し具体的に考えてみます。

1つは、元気な高齢者から元気を奪わない社会です。そしてもう1つは、助けが必要になったときに、気兼ねせずに支援を受けることができるような社会です。

どのような社会を設計するにも、事実を正しく把握して理解することから始めるのが大前提です。

いつの時代にも高齢者はいました。昔は定年制がありませんでしたから、高齢者は何歳になっても動けるうちは働いていたのです。これが歴史から得られる事実です。わが国の85％の高齢者は元気で活動的です。定年後も働き続けたいと考えている人が80％以上もいるのです（21P　資料2）。これが事実です。そして、今の75歳は10年以上前の65歳と同じ体力を持っています。これも事実です。もう言いたいことはおわかりかと思います。社会はこれまでの慣習と都合で高齢者を高齢者と決めてきましたが、もうそんなことはやめようということです。最高の能力を持った元気な人たちを勝手に高齢者と決めつけて、社会からはじき出す――のではなく、社会のなかにきちんとした居場所をつくり、動けるうちは活躍してもらうようにするのです。

日本の強みを生かした構造の転換

若い頃は、自分のやりたいことはあっても自分のためというより家族のため、社会のために働くことが多いと思いますが、年をとるほどこの枷《かせ》が少しずつ外れていきます。そして、自分のために自分の好きなことをやる時間が持てるようになります。問題はその時間をどのように使うかです。

どんな国、どんな社会の制度やシステムも、人の生活を守り社会を健全に維持していくためにあるものです。制度やシステムのために人の生活や社会があるわけではありません。超高齢社会はこれまで人類が経験したことのない社会です。今までの社会に合わせてつくられた制度やシステムは機能しなくなりますから、来たるべき社会に合わせて制度の設計をしなければなりません。そして、制度やシステムを考えていく上で、必ず押さえておかなければならないことがあります。あらゆる社会活動、生活活動の基盤を支えているのは経済活動であり、経済や産業のあり方は社会や生活が安定して動いていくためには決定的な要因になるということです。経済的にゆとりがなくなれば、社会も生活も不安定になって不安が広がっていきます。経済活動に活力があるということは、社会が健全に機能していく上での必須要件、絶対に欠かせない要件の1つです。高齢化、人口減少という社会環境のなかで、どのように経済活動を活性化させていくかは、わが国にとっては死活問題です。逆転の発想というわけではありませんが、世界一の長寿国という特徴をプラスに転じ、いかに有効に利用していくかを考えていかなければなりません。

ドラッカーは、「イノベーションの機会は変化のなかにある」と言っています。そして、「まったく新しい技術開発だけがイノベーションではない」とも言っています。時代の変化と要求を見抜いて、すでにある優れた個別の要素技術を組み合わせて新たな製品をつくり、需要に応えていくことがいかに大きなことか、これからの時代のイノベーションはむしろそれだと言っています。これはまさに日本のために言っているのではないかと思えます。では、世界一の高齢国である日本の強みとは何でしょうか。

21世紀は世界中が高齢化に向かう時代で、世界中に大きな変化が起こっています。日本はその最先端にいますから、どこの国も、日本が経験していることをまだ経験していません。すなわち日本は、最先端にいるものにしかわからないことを知っている、これが一番の強みです。変化はすでに起こっていますから、その変化によって起こる問題は何か、そこにはどういうニーズがあるのか、それをもっともよく知る機会を持っているのが日本です。大集団の高齢者が発生すると何が起こるのか、そうなると社会の価値観はどう変わっていくのか、これまでの財産である技術や知識をどうやってその変化に適応させていけばよいのかなど、どこの国も経験したことのないことを真っ先に知ることができるのです。

技術の応用は、日本のもっとも得意とするところです。日本の卓越した技術力に加え、世界一の高齢化という環境は、どこにもない大きな強みです。これをどう使うか、その知恵も能力も日本にはあるはずです。そして、日本の後を追うようにして世界中で高齢化が進行しています。アジアの高齢者の数は、この10年の間に全世界の高齢者の数の70%を占めると言われていますし、東アジアの高齢化は、20年後には日本を追い抜くほどの速さで進んでいます。このような高齢化とそこから生まれる需要の大きさを考えると、たとえ人口規模は減っても、世界中が巨大な市場として見えてきます。この強みを生かさないという手はないでしょう。

高齢化が進み、人口構造が変われば、国民のニーズも大きく変わりますが、どんなふうに変わるのかまだよく見えません。見えないというより読みとれていないのです。モノはすでに飽和状態に達している上に人口規模が大幅に縮小していきますから、今までの大量生産、大量消費というやり方は通用しなくなるだろうという点では多くの人が一致しているようです。ではどう変わるのか、これまでの技術開発の方向と一致するものなのか、これまでのあり方を大きく変えるようなものなのか、わからないことばかりです。

ただ、私には、わが国が国をあげて真剣に変化を読みとろうとしているようにはとても見えないのです。日本にとって確実に有利な条件がこれだけそろっていながら、もしほかの国に遅れをとるようなことがあれば、日本は世界中の笑いものになってしまいます。

地域全体が連携して高齢者を支える

「長生きを喜べる社会」のもう1つの要件、「助けが必要になったときに気兼ねせずに支援を受けることができるような社会」とはどんな社会か考えてみたいと思います。

老化の進行を遅くし、それによる障害を防ぐことはできても、老化の進行自体を止めることはできません。人は必ず死に向かいますが、高齢になるほど健康への不安が大きくなり、死ぬ前には誰もが人の助けを必要とします。そんな不安にどんな仕組みやシステムをつくって対応していけば、安心できるでしょうか。

高齢者は1人でいくつもの病気を抱えています。それに加え、急性期、回復期、療養期、緩和期、終末期などあらゆる段階の病態も増えます。これを診療所と病院ですべて診ていくには限界がありますから、地域全体で役割分担をし、連携をして診ていかなければなりません。地域での連携の核となるのはかかりつけ医や在宅医であり、総合的に全体を診ることのできる総合診療医です。

このことを、脳外科を例に見てみましょう。昔は脳溢血になると多くの人が亡くなっていましたが、今は亡くなることは少なくなりました。最近では、発症するとできるだけ早く手術をしますが、手術後に完全に回復し、社会復帰できるかというと、必ずしもそうではありません。元どおりによくなれば問題ありませんが、麻痺が残り、リハビリを続けなくてはならないケースも少なくありません。なかには寝たきり状態から回復できない場合もあります。

自立できない期間、そして終末期には必ず人の助けが必要となる要介護状態となります。介護による支援が必要で、リハビリが主体になってくれば、生活上の問題が大きくなってきます。生活の拠点をどこに置いてリハビリなどの療養生活を続けていけばよいのでしょうか。急性期の病院では、できるだけ早期の退院を望みますが、自立度が低ければ低いほど、家庭でも、介護施設でも、受け入れることが難しくなります。介護施設は不足していますし、働き手の数にもゆとりがあるとは言えません。あまり手間のかかる人は歓迎されず、そもそも入所するだけでも大変です。

脳外科は1つの例ですが、医療技術の進歩によって、昔なら死んでいた人が死なずに済むようになったという画期的な成果の裏には、このような新たな問題も発生しているのです。地域での連携がうまくいかず、どこへも行くところがないために病院から出られないということになれば、今度は病院のほうが、本来の機能を発揮できなくなります。そうなれば助かる人も助からないという最悪のことが起こりかねません。このように限られた医療資源をどのように有効に活用していくかについては、受診する側にも節度を持った対応が求められます。

例えば、救急車をタクシー代わりに使って、「少しは考えたらどうか」と注意されると、「何かあったら責任とってくれるのか」と居直る人も増えているという話を聞きます。さすがにそこまでではなくても、ちょっと風邪をひいたぐらいで深夜に救急病院へ駆けつけたりすれば、救急医療はパンクしてしまいます。

もちろん、治療によって治る病気はきちんと治さなければなりませんが、治らない病気の場合には、過剰な治療がむしろ患者を苦しめる場合もあります。医療とは病気を診るのではなくて、人を診るものだという基本的なことを、高齢社会が改めて気づかせてくれたのかもしれません。

ではどうすればよいか。地域全体で役割分担、機能分担をしながら、地域のすべての資源をうまく活用して乗り切るしか選択肢はありません。

「医療のかたち」を決めるのは誰か

医療の提供のあり方とは、人、モノ、カネの資源を、いかに公平に、効率的に、必要な医療を必要とするところへ届けるのかという制度や仕組みのことです。医療は時代によって変わります。どう変わるのか、科学技術の進歩や社会環境、医療理念、経済状況などが、大きく影響します。何よりもまず、その時代が必要としている医療とは何か、必要としている医療をどのように届ければよいか、この2つの問いに答えを出さなければなりません。

その時代に必要とされる医療は、主にはその時代の疾病構造と医療技術によって決まります。疾病構造は環境や人口構造によって変わります。高齢化が進めば人口構造が変わります。ピラミッド型の人口構造が変われば疾病構造が変わります。若年者の急性型の疾病から生活習慣病のような全身障害を伴う慢性疾患への変化です。そして疾病構造が変われば医療需要が変わります。

高齢社会の医療需要は、量的なだけではなく質的にも変わることはすでに述べたとおりです。120Pの資料12で見たように、2011年の医療費38兆5850億円の55・6％を65歳以上が使い、34％を75歳以上が使っています。資料16（次頁）は、年齢別に見た入院、外来の受診数について今後の予測を表したものですが、64歳以下は入院・外来ともに今後減少することが予想されています。しかし、65～74歳については2020年から減少するものの、2035年から再び増加に転じます。75歳以上については2035年に減少し始めるまでは増え続けると予想されています。いずれにしても65歳以上の高齢者の受診数は増え続けると考えていいでしょう。

需要の予測が立ったら、それに必要な人と、モノ、カネといった医療資源をどのように準備し配置するかを決めなければなりません。

このように総合的な計画を立てても、それで終わりではありません。ここからが本当の真剣勝負です。

どんな医療をどう提供するのがよいか、その全体構想を立てたら、その計画を実現するために、時間軸をはっきりさせ、責任をも明確にした行動計画を策定して進めなければ、実現はおぼつかないでしょう。本来ならこれを決めることこそが政治の役割であり、

資料16 年齢別・将来患者数の推計

ア　入院患者数

(単位:千人)

年齢	平成17年(2005)	平成22年(2010)	平成27年(2015)	平成32年(2020)	平成37年(2025)	平成42年(2030)	平成47年(2035)
総数	1,295.3	1,421.7	1,529.4	1,616.4	1,704.1	1,731.1	1,708.5
前推計年比増減率	−	(9.8%)	(7.6%)	(5.7%)	(5.4%)	(1.6%)	-1.3%)
0〜14	32.1	29.2	26.0	23.4	21.5	20.2	19.0
前推計年比増減率	−	(-8.8%)	(-11.1%)	(-10.0%)	(-8.0%)	(-5.9%)	(-5.9%)
15〜64	429.1	418.5	386.5	372.1	367.6	362.6	343.4
前推計年比増減率	−	(-2.5%)	(-7.6%)	(-3.7%)	(-1.2%)	(-1.4%)	(-5.3%)
65〜74	262.2	278.5	317.7	317.3	272.4	257.2	269.6
前推計年比増減率	−	(6.2%)	(14.1%)	(-0.1%)	(-14.1%)	(-5.6%)	(4.8%)
75〜	571.9	695.5	799.2	903.6	1,042.5	1,091.1	1,076.4
前推計年比増減率	−	(21.6%)	(14.9%)	(13.1%)	(15.4%)	(4.7%)	(-1.3%)

イ　外来患者数

(単位:千人)

年齢	平成17年(2005)	平成22年(2010)	平成27年(2015)	平成32年(2020)	平成37年(2025)	平成42年(2030)	平成47年(2035)
総数	6,578.8	6,848.0	7,056.2	7,148.6	7,158.0	7,103.7	6,971.9
前推計年比増減率	−	(4.1%)	(3.0%)	(1.3%)	(0.1%)	(-0.8%)	(-1.9%)
0〜14	708.7	656.6	588.6	526.8	480.6	450.0	423.9
前推計年比増減率	−	(-7.3%)	(-10.4%)	(-10.5%)	(-8.8%)	(-6.4%)	(-5.8%)
15〜64	3,099.0	3,007.8	2,807.3	2,704.7	2,653.9	2,582.3	2,430.9
前推計年比増減率	−	(-2.9%)	(-6.7%)	(-3.7%)	(-1.9%)	(-2.7%)	(-5.9%)
65〜74	1,383.5	1,487.1	1,696.7	1,679.6	1,436.1	1,368.9	1,454.4
前推計年比増減率	−	(7.5%)	(14.1%)	(-1.0%)	(-14.5%)	(-4.7%)	(6.2%)
75〜	1,387.6	1,696.5	1,963.5	2,237.5	2,587.4	2,702.4	2,662.6
前推計年比増減率	−	(22.3%)	(15.7%)	(14.0%)	(15.6%)	(4.4%)	(-1.5%)

出典：「平成 20 年患者調査」などをもとに厚生労働省が推計

責任です。変化の少ないときなら部分修正で乗り切れますが、今のような時代の転換期では、これまでの制度やシステムでは無理です。全体を最適な状態に大きく根本から変えなければなりません。医療のこのような構造的な問題について、変えることができるのは政治しかないでしょう。

一方、医療の専門家や専門家集団は何をやればよいのでしょうか。

医師会も、大学も、病院も、「医療は患者のためにあり、自分たちは国民のため、患者のためにある」と、関係者ならみんな言います。もちろん私もそう思っています。それならなぜ、これほどに高齢化が進み、高齢者を診ていく医師や医療提供体制が求められているのに、その方向へ医療を変わらせようとしないのか、不思議なことです。

医師たちは、このような状態を理解していないのではなく、みんなよくわかっているのです。わかってはいても、個人としては毎日の診療に特に支障もきたさず、患者さんにも喜ばれ、自分の生活にも不満がないために、いくら日本の危機、日本のためと言われても、これまでの安定した生活を放棄してまで、なぜ方向転換しなければならないのかと考えてしまうのです。何度でも繰り返しますが、私は「医療のかたち」というのは「医者のかたち」だと思っています。どのような医者が、どこでどのように働いているかを見れば、医療のかたちは見えてきます。医者のかたちとは、どの分野でどれだけの能力を持った医者が、どこでどのように働いているかということです。

その医者のかたちを誰がどのように決めるのか、これがもっとも基本的なことなのです。大学としては先進医療の追求を最大の使命としていますから、これを忠実にやろうとすればするほど、自分たちが追求する医療に合致する医者を養成することを優先します。どうしても専門医の養成に向かわざるを得ません。しかし、それでは社会の要請から見ると十分とは言えません。国公立大学のような、本来国民のためにある公的な教育機関ですらそうなのです。だからといって、大学は間違っていると責めることができるでしょうか。国全体の医師養成に関する大きな方針が示されていないことや、特に国立大学は独立行政法人となり、自己責任による独立採算が経営面でも求められています。

専門家とは、専門とする分野で行われていることの是非や質について、素人には判断がつかないことも判断でき、行うことができるから専門家なのです。時代が求めている医療が何なのか、その中身をもっともよく知り、超高齢社会にふさわしい医療とは何かを、もっとも適切に判断し提言できる能力を持っているのが専門家である医師です。個々の医師が、自分の生活を中心に考えるのを責めることはできませんが、専門家の職能団体はそれでは済まないと思います。専門家集団には、いつの時代にあっても時代の先を読んで、その時代にふさわしい医療とは何かを示していく責任があります。その役割と責任を専門家が放棄したら、いったい誰がそれをやればよいのでしょうか。

　医師は人の生命に関わる技術を扱いますから、専門家のなかでも特に専門家らしい職業です。したがって医師集団は、自らの行動を厳しく律していく集団であると認知されることによって、社会から信頼を得ることができるのです。本来であれば専門家の統一された集団をつくって、内部で厳しく自己統制をしていくべきですが、困ったことに日本には統一された医師の団体がありません。弁護士には、弁護士全体の日本弁護士連合会があります。しかし、日本医師会は医師の団体としては最大ではあるものの、開業医を中心としており、大学や病院の勤務医か開業医かを問わず、すべての医師が参加している団体というわけではないのです。わが国では、医療事故などが社会問題化したときには、医師の倫理観や規範などについて大騒ぎになりますが、組織のあり方など構造的な問題については、社会の側も寛容で、そういう意味では、専門家や専門家集団と社会や国民との関係は大らかなもののようです。

改革はそれまでのものをすべて切り捨てること

　改革を本気でしようとするなら、第一にこれまでのあり方をすべて疑ってみる必要があります。少なくとも頭の中では、すべてを白紙に戻して、これからの高齢社会でのあるべき理想の医療の姿は何かを設計図に落とし込み、今までのあり方と比較します。そして、使えるものは何か、根本から変えなければならないものは何かをはっきりさせ、無駄なもの、余分なもの、害になるものは切り捨てます。その上で、理想の姿を実現するために必要な資源は何か、何があって何が足りないのか、不足分はどうするのか、それが現実的に可能かどうかを確認していきます。

第二に、改革とは新しい価値のもとに新しい仕組みを導入して、これまでのものを壊し、既得権を剥ぎ取るということで、「捨てること」「廃棄すること」と表裏一体のものです。したがって、必ず痛みを伴います。痛みを伴うことは誰だってやりたくありませんから、総論では反対できなくても、事態の厳しさが誰の目にもわかるようになってくると、あらゆる手を使って抵抗してくるようになります。ほとんどの改革が頓挫するのは、この段階です。大きな利権がからむようなことでは、身に危険を感じるような脅迫を受けることもあります。このまま手をつけずに放置したり先送りしたら、よくなる見込みがないどころか、悪い結果しか考えられないことは何度も確認したことですから、ここが正念場です。ただし、革命とは違いますから、組織や制度は壊しても人を壊してはいけません。

超高齢社会では社会保障をどうしていくのかは大きな問題ですが、全体から見れば一部分です。今までの制度やシステムは、これまでの社会用に設計されたものですから、超高齢社会用に変えなければなりませんが、何よりもまずどのような国にしたいのか、そのかたちを明らかにすることが先です。でなければどんな制度の設計も基本的にはできません。同じようなことを何度もくどくどと言うのは、「長生きを歓迎し、長生きを喜べる」社会をめざすのと、「最低限の保障はできるようにはするが、長生きが負担になり、それも社会の限度を超えるようなときには、最低の保障の水準を担保することについても考えざるを得ない」というような社会を選ぶのとでは、国のかたちも社会保障のあり方もまったく異なってくるからです。

ボーヴォワールの指摘のように、いつの時代も、社会にゆとりがなくなり、高齢者が社会の重荷になるようなときには、社会は容赦なく高齢者を排除する方策を選択してきました。社会にゆとりがなくなれば高齢者は厄介者でしかなく、どこまでも高齢者を守って共倒れも辞さないというような社会はないのです。

20世紀とは個が解放され人権が確立された時代で、先進国では生存権や生活権を国が憲法で保障するようになった時代ですから、簡単に高齢者を切り捨てるようなことはできません。しかし、それぞれが、わが身を守るだけで精一杯になったらどうでしょうか。

東日本大震災では1万5000人以上亡くなりましたが、その後の避難生活で倒れていったのは圧倒的に高齢者です。しかも高齢で認知症を罹患している人の死亡は、倍の頻度であったといいます。

動物は、自分の子どもは守っても、年寄りを守ることはしません。弱くなって自立できなくなったらそれでおしまいです。人間も遺伝子のレベルでは動物と同じかもしれませんが、自立できなくなった親を見捨てるようなことをすれば胸が痛みます。ここが人間と動物の大きな違いですが、ゆとりがなくなればどうなるか。震災のような極限状況に追い込まれればどうなるか、自ずから答えが見えてきます。私は、わが国は20〜30年のうちにそんな選択を迫られるような事態を迎えるのではないか、相当に厳しい状況にまできているのではないかと危惧しています。この事態を実質的に変えていけるかどうかは、専門職能集団の動きにかかっていると私は思っています。

2. 未知なる高齢社会への挑戦

未知の世界に向かうシナリオ

どんな高齢社会にしようとするのか、本気で考え、これからの社会の設計図をつくらなければいけないと述べました。しかし、やらなければいけないとわかっても、実際にやろうとすることはとても難しいことです。とにかく、未だかつてどこの国も、経験したことのない社会に向かっているのです。したがって歴史的にも、世界中のどこにも参考にできるもののないまったく未知の世界、すべてが実験といっていい社会なのです。その最先端に日本がいます。このような条件のもとで、どういう社会になるのか、どういう国をつくっていくのかを考えることができるのは、どんな資質を備えている人物でしょうか。そんな人がいるかどうかすら想像できませんが、少なくとも、社会の全体像を見る能力を持った人でなければ務まりません。

それは学者なのか、政治家なのか、経済人なのか、あるいは官僚なのか、いずれにしてもわが国の叡智を結集して取り組むしかないと思います。政治がそれを主導するのが望ましい姿ですが、できないならば、公、民を問わず、力を持った人が30年先、50年先の日本のグランドデザインを策定するしかないのかもしれません。言えることは、これからどのような社会になるのか、どのような社会にするのか、誰がどのような設計図を描いて行程表をつくっても、社会のかたちもそのプロセスも、すべてが社会実験であるということです。どこにもモデルはない、問題が何かも本当のところは誰にもわからない、完全な社会実験です。

社会のあり様が大きく変わるのは確かですが、つまるところは人間の生活の問題です。しかも、これまでに人類が得た知識や技術の上に築き上げてきた社会の延長上にあることですから、どのような社会が出現するのか、悲観的に考えるのではなく、夢のあるものにしなければ意味がありません。

技術が限りなく進歩するのは宿命です。これまでに獲得した技術は元に戻せませんし、それを否定して、「300年前はたいした技術はなくてもこんなに豊かだった。お金もモノもなかったけれど、みんな楽しく過ごしていた」というような議論は無意味です。つくってしまったものは受け入れ、いかにうまく使っていくかを考えるしかないのです。今からつくらなければならないのは、これから先、さらに進化するであろうITなどさまざまな技術を、超高齢社会の生活のなかに生かし、「こんな技術のおかげで昔よりもこんなに豊かな生活になった」、「長生きはすばらしいね」と言える社会です。20年も30年も延びた長い高齢期の衣食住や医療といった生活の基盤を、安定して保証することはもちろん、楽しく生きがいの感じられる人生を送ることができる社会、それをどう構築していくか以外に道はないのです。

高齢者同士の互助会をつくろう

人間は所詮、生まれたときも1人なら死ぬときも1人、だからどこでどんな死に方をしようといいではないか、という考えの人もいるでしょう。しかし、住み慣れたところで人生をまっとうしたいと願っている人も、相当いるようです。いずれにしても、高齢になるほど行動の範囲や、生活の範囲は狭くなっていきますから、個々人が日常の生活の場でどう生きていくかということが、ますます重要になってくるということです。結局、高齢者問題というのは、最終的には地域づくり、街づくりの問題ではないかと私は思っています。もちろん、産業の問題や科学技術の問題などさまざまな問題はありますが、結局は人の生活の問題で、その生活の基盤である地域づくり、街づくりの問題に行き着くと思うのです。

　長い年月の人生を経験してくれれば、若い人よりはよほど社会のことがわかります。今、わが国がどんな状況にあるのか、これからどうなるか、理屈でわかることには限りがあるにしても、今まで生きてきた社会とどう違うのか、直感で感じるものがあります。今、60歳を越えている人たちは「逃げ切り世代」と言われていますが、急速に進みつづける高齢化、少子化によって何が起こるか、そんなことは知ったことではないと居直ることもできます。でも多くの人は、自分の身の処し方をどうするかについて他人事ではないと考え始めています。それだけでなく、次世代にツケを回すようなことはすべきでないと本気で思っています。

　実は、すぐにでもできることがあります。あれに頼る、これに頼るということはやめようと決意をすることです。そして、自分の人生は生き方だけでなく死に方まで、自分で決めることです。動けるうちは、「やりたいことは何か」をはっきりさせ、そのように実行します。そして、「どういう死に方をしたい」ということを自分で決め、これもはっきりと表明しておきます。やりたいことをやるのに必要なものは、可能な限り自力で調達します。高齢者のこのような生き方を支援し、そうした機会が得られるようにできるだけ環境を準備するのは、社会の責任であり行政の役割です。

動けなくなった場合はどうするか。これまでのように社会にすべて面倒をみてもらうという考え方はやめることです。家族に面倒をみてもらおうという考え方もやめます。そこにしがみつけばつくほど、次世代に負担を回すことになるだけでなく、そもそも、そのように期待をしたところで、どこまで可能かどうか……。むしろ失望する可能性のほうが高いのではないでしょうか。発想をまったく切り替えて、高齢者同士で互助の仕組みをつくる、というのが私の考えです。「ピンピンコロリ」組を除いたほとんどの高齢者が、この仕組みの直接の受益者になれるのです。

高齢者同士の互助会をつくって、動けなくなったらお互いに助け合う仕組みをつくり、それと家族、あるいは社会の支援とを組み合わせていくのです。あくまで互助が主体で、公的な支援や家族の支援は従と考え、素人でもできる生活の援助については互助会で支援をし、専門家でなければできないことだけ公的な支援を受けるという考え方です。30代の人に、次の次はあなただよと言ってもわからないかもしれませんが、50代になれば次は自分たちだという実感が湧いてきます。ましてや高齢者同士なら、目の前にそれが見えるわけです。お互いの置かれている状況がよくわかるだけでなく、人生の最後には人の助けがいるということが理屈でなくわかります。

高齢者がそういう仕組みをつくるのは、死への準備ということもありますが、毎日をいかに充実して生きるかという知恵でもあると思うのです。今、3000万人以上の高齢者がいますが、仮に1人年間1000円の互助会費を出せば300億円です。2000円なら600億円です。会費は月にすれば170円です。これを基金として元気な人が支援の必要な人を支えていくのです。支援の必要な人は高齢者の15％以下ですから85％以上の人で支えるのです。そして、支援を受けた独居の高齢者が亡くなって、財産が残されているなら、それを基金に寄付していただく……。

無理でしょうか、こんな考えは。

時代に求められる制度・システムの実現に向けて

教育も研究も経済も産業も文化も、あらゆる活動は社会を安定的に維持させ、人生をより豊かにするために必要なもので、すべての制度やシステムもそのために設計されてきたはずです。人は1人では生きられません。だから社会があり、社会があるから制度やシステムが欠かせないのです。

超高齢社会にふさわしい社会機能、生活機能、それを支えてゆく制度・システムとはどんなものでしょうか。実は誰にもわかっていません。わかっていることは、今までの制度やシステムでは通用しなくなるだろうという、確かな予感であり予測です。今の制度やシステムは、前進、進歩、成長という価値と、自由、平等、権利という人権を保障した個の解放という価値などの上に、20世紀までの科学技術や産業活動、経済活動、文化活動などの成果を積み上げて構築したものですが、この20世紀型の仕組みが制度疲労を起こし、超高齢化によって悲鳴をあげ始めていることだけは確かです。

超高齢社会とは、今までに人類が経験したことのないまったく新しい社会です。これまでの常識や考え方が通用するものかどうかもわかりません。少なくともそういう認識と理解から出発しないと、出口のわからない迷路に入り込み、迷っているうちに最悪のシナリオになだれ込むことにもなりかねません。最悪のシナリオとは、他の人のことを慮る余裕もゆとりもなくなり、それぞれが生き残りに必死になるという、言ってみれば餓鬼の横行する社会です。

こんな大変な時期に政治はいったい何をやっているんだといういらだちと怒りが、国のなかに広がりつつあります。文句を言ったところで、結局は「自分たちが選んだ人でなあり政権ではないか」と言われれば、「確かにそのとおりだ」とうつむくしかなく、「しかしなぜこんなことになってしまったのか」という閉塞感でいたたまれなくなるか、「まあこんなもんだろう、なるようにしかならん」と居直ってしまうかです。いずれにしても政治への期待は高まる一方です。

　ではどうするか。現実はすごい勢いで変化をしていますから、気がついたところからできることを始めるしかないと思います。これからどうしたらよいかについては、私の考えをいくつか述べてきました。あるべき姿に合意が得られるなら、動けるところから動き出すしかないと思っています。期待できないものに幻想を抱いても仕方がありません。

　社会も家族のあり方も、20世紀の100年で大きく変わりました。よい悪いとか、家族はこうあるべきとか、親子関係はこうだとか、現実から乖離したところで道徳論や倫理観を振りかざしても、むなしいだけです。可能性のないことに過剰な期待をするより、すっぱりと「それはやめ」と割りきることです。

　超高齢社会で高齢者がもっとも信頼できるのは誰か、答えは明快です。同じ境遇にある者、すぐに同じ境遇になる者、です。理屈抜きで理解し合えます。高齢者間で連帯できる組織をつくり、地域ごとに個性的な仕組みをつくり、新しい街の文化をつくっていくのです。そして、これを国民運動レベルまで広げていくことです。自分たちのことは自分たちで解決する。ただし、公的な資源や保険制度については、義務を果たした分については当然の権利として遠慮なく利用させてもらうものの、他の世代の世話には極力ならないようにする。そんな覚悟を持って地域づくりを進めていくことです。

いくら若い人の世話にならないと頑張っても、経済的に安定した背景がなければどうにもなりません。65歳以上を高齢者と規定し、高齢者を非生産人口と位置づけたり、ましてや従属人口などという明らかな差別用語で規定するなどはもっての外です。制度やシステムのために社会や人があるのか、人のための制度やシステムなのか、こんな当たり前のことを真面目に考えなければならないとは、情けないを通り越して悲しくなってきます。まずはこういうことから、とんでもないことだという声を上げていくことも重要だと思います。

年をとってからの人生をどう生きていくかは、それこそそれぞれが決めることですが、少なくとも働きたいという意欲を持っている人には70歳でも80歳でも、その人にふさわしい仕事を用意できる社会をめざすべきです。高収入である必要はありません。高齢期を楽しむことと生きがいを第一にし、社会貢献と企業への貢献を次の価値とし、働くことが人生を豊かにすることにつながれば、3方向、4方向に利益が得られます。こんな高齢社会が実現できればすばらしいことではないでしょうか。

おわりに

20世紀とは、どんな時代だったのでしょうか。

私は個の解放と科学技術至上の時代であったと考えています。いずれもすばらしい成果を上げて、国民は大きな恩恵を享受しました。よい悪いをちょっと横に置いて、この１００年を振り返ってみますと、日本は本当にすごい国だと思えてきます。

長い鎖国の後、西洋に学び、和魂洋才の精神で、新しい国づくりに取り組みました。19世紀の末から20世紀にかけて、帝国主義という潮流のなかで、世界中の強国が植民地を求めて、弱小国を割拠しているなかに割り込み、富国強兵の旗印のもとに、軍事大国として世界の頂点に立つほどの位置にまで登り詰めました。国や国民の豊かさを実現するには、資源とエネルギーが欠かせません。それを得るために、領土を求めたのです。挙げ句の果てが第二次世界大戦です。連合軍を相手に戦い、負けてすべてを失ってどん底に落ちました。

そこからが、またすごい。廃墟のなかから、数十年間で、モノづくりの領域で世界中を相手にし、経済大国としてよみがえり、またもや頂点にまで登り詰めたのです。

進歩、発展、前進、開発、成長という言葉は、この時代の日本の価値を表す象徴的なものです。確かに所得は増え、家庭は電気製品で溢れ、車は1・5人に1台と、モノが飽和状態にまで普及するほど生活が豊かになりました。20世紀の末にバブルがはじけ、これまでの繁栄がまるで夢であったかのように消えるのとときを同じくして、高齢化の波が現実のものとなって押し寄せてきました。

気がついてみると、何と日本は世界一の高齢大国になっていたのです。高齢化率が世界一、平均寿命も世界一、高齢化の進行も世界一、とにかく速すぎます。たかだか100年ほどの間に世界の頂点に3度も、しかも、それぞれ異なる領域で登り詰めた国などどこにもありません。つくづくすごい国だと思います。しかし、頂点に立っても、それを維持することができなければ、没落か下り坂ですから、感心してばかりはいられません。

世界一の高齢大国が、豊かな国を実現するためにどうすればいいのでしょうか。介護問題、認知症など、暗い話ばかりに目が向きます。最近では、これらは他人事では済まなくなってきています。自分の親、友人の話など、その深刻さを実感させてくれる事実が身の回りで起きていますし、こうしたことは誰にでも例外なく起こり得ることだと、みんなが気づき始めています。

社会保障制度改革国民会議が報告書を提出しましたが、この会議が設置されたのは、世界に誇るわが国の皆保険制度が、このままでは維持できなくなることが確実になったからです。入院患者の平均が70歳を越え、救急は80％以上が高齢者で、医療費の半分を人口の24％の高齢者が使い、要介護者が５６４万人以上、認知症が予備軍を入れて８００万人以上……。思いつくままに数字をあげてみましたが、ため息が出てきます。これではどれだけお金があっても足りるわけがありません。おまけにこれを支えてゆく20歳から64歳までの働き手がどんどん減っていますから、このままでは保険制度が壊れるのは当然です。

こんな事態を目の当たりにし、ましてや自分の身に迫ってくれば、それこそ「長生きをしてどんな意味があるのか」と言いたくもなってきます。

しかし、考えてみようではありませんか。たかだか１００年の間に日本は世界の頂点に3度も立ち、本当にすごいことを成し遂げてきたものだと述べましたが、これは社会に激変が起こったからこそできたことです。その背景は、「長生きをしてどんな意味があるのか」どころか、今日1日をどう生きてゆくのかに必死で、「生きていることにどんな意味があるのか」と言いたくなるような状況が、毎日のようにあったに違いありません。

私たちの先輩はそれを乗り越えて生活を支え、家族を守り、子どもを育て、国を再生させてきたのだと思います。それと比べてみれば、たいしたことではないと思えてきませんか。

では、豊かな生活や人生を実現するために、超高齢社会では何をどうすればよいのでしょうか。ここが知恵の出しどころです。

もちろん、どこの国も経験したことのない人類にとってはまったく未知の社会ですから、正解はどこにもありません。どう生きていくことができれば幸せなのか、そのためにはどのような社会が望ましいのか、考えて考えて考えて、自分で、自分たちで決めたことが答えです。

その結果がすばらしいものになるのかどうかもわかりません。わからなくて、当たり前です。今までだって、とんでもない間違いをしてきたではないですか。しかし間違っても、それは必ず次に生かされてきました。

私は、高齢社会の問題は、個人が個人の生き方を考えているだけでは済まない、生活の基盤を支える社会的なインフラの整備と一体となった問題であること、そして高齢者だけの問題ではなくて、全世代、そして次の世代にまで関わる問題であると考えています。

軍事大国でも、経済大国でも、求めたのは国民の豊かさだったはずです。その実現のために、土地づくり、モノづくり、カネづくりをめざしましたが、では高齢大国では何をめざせばよいのでしょうか。私は街づくり、地域づくりだと思っています。

成長一辺倒できた価値観を見直し、全世代が共存できる、人だけでなくモノとも自然とも科学技術とも共存できる、さらには老いや病とも共存できる、共存、共生という新しい価値観のもとに、生活の基盤である地域の在り方を追求し、街を、地域を、新しい時代が求める社会の形態に合うように変えていくことです。

当事者である私たち高齢者にとっては他人事ではありませんが、この仕事は若い人たちが中心となって取り組まなければならないと思っています。本当に深刻な事態が出現するのは2030年以降ですから、逃げ切り世代である今の高齢者に残された仕事は、あんな生き方、死に方がいいなあと真似をしたくなるような生き方、死に方はもちろん、あんな高齢期の生き方はいやだという、決して真似をしたくないという生き方、死に方も含めて、後輩たちに見せていくことです。

先輩たちの生き方、死に方はすべてが財産ですから、こうした遺産を生かし、自分たちで自分たちの社会を築いていく、どんな社会にするかは自分たちで考えて決める、こんな夢のある楽しいことはないでしょう。

めざすのは、死ぬ時に、「この国に生まれて、育ち、働き、この土地に住み、よい人生だった」と言って逝ける社会です。これができれば最高ですが、そうでなくても「いろいろあったが悪い人生ではなかった」と言って逝ける社会にすることができれば合格です。

これは人類未踏の超高齢社会という新しい時代の街づくり、国づくりです。しかも政治闘争、権力闘争とは相当に距離のある問題で、政治信条の違う人との間でも、自由に意見を交換し行動することができるのではないでしょうか。

こんな激動の時代に生きられる機会は１００年に1度もないでしょう。すばらしい時代に巡り会い、生きられることに感謝をしたいくらいですね。

平成26年6月
大島伸一

著者略歴

大島伸一（おおしま　しんいち）

1945年生まれ。1970年名古屋大学医学部卒業。社会保険中京病院泌尿器科、副院長。1997名古屋大学医学部教授、2002年名古屋大学医学部附属病院長。2004年国立長寿医療センター総長。2010年国立長寿医療研究センター理事長・総長。2014年4月より国立長寿医療研究センター名誉総長。2009年国立大学法人名古屋大学名誉教授

○所属学会
日本泌尿器科学会名誉会員、日本老年医学会特別理事、日本泌尿器内視鏡学会名誉理事、日本移植学会名誉会員ほか

○公職
社会保障審議会介護給付費分科会会長代理、医道審議会会長、社会保険制度改革国民会議委員、日本学術会議会員、社会福祉法人愛知県社会福祉協議会理事、公益財団法人長寿科学振興財団理事ほか

○著書
『食べる　生きる力を支える1～3　歯科医師会からの提言「生活の医療」』（共編・中央公論新社／2012年）
『医者のへそ患者のつむじ』（日本医療企画／1997年）
『医療は不確実　ホンネで語る医論・異論』（じほう／2002年）

超高齢社会の
医療のかたち、国のかたち

初版発行	2014年6月22日
著　　者	大島伸一
発 行 人	清水光昭
発　　行	株式会社グリーン・プレス 〒156-0044 東京都世田谷区赤堤4-36-19　UKビル TEL 03-5678-7177　FAX 03-5678-7178 http://greenpress1.com
印刷・製本	シナノ印刷株式会社

2014　GreenPress, Inc. Printed in Japan
ISBN978-4-907804-31-2